束手无策时的处方笺

——春日武彦的精神科笔记

[日]春日武彦◎著

徐廷贤◎译

中国盲文出版社

图书在版编目（CIP）数据

束手无策时的处方笺：春日武彦的精神科笔记：大字版／（日）春日武彦著；徐廷贤译. —北京：中国盲文出版社，2023.10（2024.1 重印）

ISBN 978-7-5224-1815-5

Ⅰ.①束… Ⅱ.①春… ②徐… Ⅲ.①精神病学 Ⅳ.①R74

中国国家版本馆 CIP 数据核字（2023）第 155059 号

Authorized translation from the Japanese language edition, entitled
援助者必携 はじめての精神科 第 3 版
ISBN：978-4-260-04235-2
著者：春日 武彦
Published by IGAKU-SHOIN LTD., TOKYO copyright © 2020
All Rights Reserved. No part of this book may be reproduced or transmitted in any form or by any means, electronic or mechanical, including photocopying, recording or by any information storage retrieval system, without permission from IGAKU-SHOIN LTD.
Simplified Chinese Characters edition published by CHINA BRAILLE PRESS, Copyright © (2023)
著作权合同登记号 图字：01-2021-6847 号

束手无策时的处方笺：春日武彦的精神科笔记

著　　者：［日］春日武彦
译　　者：徐廷贤
出版发行：中国盲文出版社
社　　址：北京市西城区太平街甲 6 号
邮政编码：100050
印　　刷：河北宝昌佳彩印刷有限公司
经　　销：新华书店
开　　本：710×1000　1/16
字　　数：192 千字
印　　张：26
版　　次：2023 年 10 月第 1 版　2024 年 1 月第 2 次印刷
书　　号：ISBN 978-7-5224-1815-5/R·195
定　　价：78.00 元
销售服务热线：（010）83190520

自　序

　　本书于 2004 年初版，2011 年出了修订版，但世界无时无刻不在发生变化，精神障碍支持的知识、技术、认识也日新月异，过时的内容只会让支持者①不知所措，而通过参加各种案例分析会、研讨会，在其问答环节，我也更切身感受到支持一线的人"受困于什么、为什么而烦恼"，于是再将本书修订，出版了第三版。

　　第三版在整体上作了大幅度更新，主要包括：

　　一、内容的全面改写。一切重来，体例结构也改变，完全重新撰写，还加上新的内容、说明，力求更具针对性、实用性。

---

　　① 本书中的"支持者"指日本为有精神疾病或心理问题的人以及日常生活难以自理的障碍者、高龄老人提供咨询、协调、护理（含身体护理、家政服务）等服务的人，包括精神科医生、心理咨询师、护士、保健师、护理协调员、护理员、上门护理家政工等。——译注。下同。

二、更为口语化，就像在与读者诸君面对面交谈一样，语言亲切、流畅。如果读者觉得本书的内容、风格平易近人，那笔者的努力就没有白费。

内容明白、晓畅，可立即学以致用，这是本书自初版以来一直追求的目标；以坦率、真诚的态度贯穿全书，使读者在心中产生共鸣，并重新激起他们工作的热情，这是我的写作目的，否则对每天疲于奔命的支持者来说，无异于浪费他们宝贵的时间。笔者是这样做的，也希望读者诸君不吝读破本书，名副其实地"破卷"。

初版自序

本书不是什么中规中矩的指南，不会罗列一堆枯燥、抽象的理论、数据，那样做于实践毫无裨益（笔者的私心）。

我经常受邀参加各种案例分析会。在会上，我几乎从不大胆"妄言"，比如说应对方针完全错误、方法完全不对症什么的。或许多少会指出某些不足，基本上还是肯定、鼓励居多："那样做就挺好。"我绝对不会披露什么"绝招"，甚至一针见血地指出误区、大言炎炎地批判，完全没有必要。我是这样地"无为"，为什么还屡屡受邀呢？

我常常想，是不是支持者对自己缺乏信心？也许他们心里在嘀咕：有更好的方法吗？精神科医生的对策应该不一样吧？或许别的同行有完全不同的视角、切入点？如果有这样那样的不安、疑虑，就可能丧失心理的从容，支持也不敢使上十分劲，结果就可能真的不妙，信心也会渐渐丧失殆尽。

本书就是为支持一线的诸君撰写的：不再战战兢兢、如履薄冰，而是从容应对一个个案例。这需要植根于现场的知识、方法，内容真实、可靠，而简单、抽象的知识、概念毫无用处。因此笔者在书中不仅介绍应对的方法、技术，也不回避自身出现的愤怒、不安、不快和难以言说的情绪等。希望读者诸君读了本书会感到轻松一些，释然、了然，之后重新上阵。

祈愿：对读者诸君来说，本书"挠到痒痒"了！

目录

支持的基础篇
——如何走出迷津

心理障碍篇
——理解眼前的这个人

困难案例篇
——束手无策时的处方笺

支持者的精神保健篇

支持的问答篇

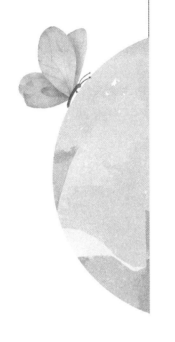
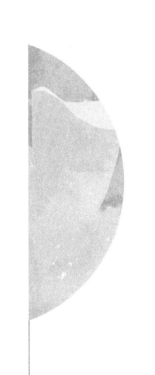

支持的基础篇

——如何走出迷津

支持者自查

选择使用两种模式

❖ 个别化与类型化

支持就是与人打交道的工作。你可能并不知道你要面对的人内心是怎么想的、情绪究竟如何；他的思维可能严重扭曲，缺乏冷静，丧失判断力；也可能根本体会不到你的善意、诚意。

支持者应该怎样与之互动呢？

不论是否明确意识到，我们在与他人打交道，尤其是初次见面、对其知之甚少时，我们都会自觉不自觉地在两种模式之间自由切换，努力使交流顺畅，这两种模式就是：

◇ 重视其个性，即采用个别化模式。

◇ 重视其共性，即采用类型化模式。

下面具体说明。

❖ 突然问起你的名字

先来看个别化模式。

眼前的这位，是不同于其他任何人的独立存在，具有其个性，正在为自己的烦恼而烦恼。重视他的个性，尽量予以理解、支持，他就会慢慢接受、信任支持者了吧？要真正理解他，这样的视角必不可少。

要达到那一步，需要进行各种试错（上演各种剧码），耗费相当的时日，最终走向失败也不是没有可能。这绝不是一蹴而就的事情。

再来看类型化模式。假设正在咨询，患者突然问起你的名字并特意拿出笔记本要记下来，你会怎么想？

不会是依赖性特强的人吧？以后不论碰见大事小事，都会点名道姓向你求助（烦不胜烦啊）？或者被害意识强且喜欢投诉，记下你的名字就是为了警告你，别想跟我耍什么花招。要是出了什么事，就是你的责任，到时候你要想逃啊，门儿都没有（不好意思，有点偏激了）！或者只是做事认真，记下姓名是为了下次咨询好找。似乎存在着各种可能性。

要是在咨询中发现患者极度以自我为中心，总是厚责于人，那就要小心了：你随时可能成为他攻击的对象！

❖ 类型化明确后发展可预见

你很可能因为其言行而将其归为惹是生非型。而惹是生非型的内涵是否明确、分类是否可靠，支持者是否有意识地将其作为类型使用，则各有所别。

在支持者心中，如果惹是生非型的内涵已变得相当明确、具体，那么再遭遇此类型时，支持者就不会慌了手脚。此后患者可能出什么"难题"，会在什么情形下出"难题"，事态会往哪个方向发展，该怎么应对才能稳妥收场（或者明智地放弃），支持者都可一一预见。

或者从患者的着装、言语发现端倪，脑海里立刻浮现出数个类型，那也不是没有可能。

❖ 偏于个别化还是类型化

类型化模式也有风险，稍不留神就可能跌入先入为主、偏见、妄断、歧视的陷阱。戒之慎之！

个别化模式也许给人善良、包容、亲切等柔性的、主观的感觉，类型化模式则是与患者保持一定距离，显得冷淡、客气、疏远，给人刚性的、客观的感觉。

如果非要二选一，要么个别化模式，要么类型化模式，那也不行。一味体谅、迁就患者，就可能不见"森林"，只见"树木"。一味保持距离，则可能难以与患者心灵相通。支持者必须灵活使用两个模式，而且两者兼顾，才可能充分理解患者，与之建立良好的互动。

需要注意的是，我们很容易忘记自己现在究竟踩在哪条线上，是个别化模式呢还是类型化模式。用力过猛，就可能完全踩在其中一条线上而不自知。长此以往，无异于自掘"坟墓"。

支持者应养成经常自问的习惯："我现在究竟踩在哪条线上，是个别化模式呢还是类型化模式？"有此习惯，作为支持者，你就绝对已经登堂入室了。因各人秉性不同，有人可能本能地偏向于个别化模式或类型化模式，支持者要有所自觉，并有意识地"纠偏"。

遭遇气势汹汹型

❖ 跌入个别化模式

如何应对气势汹汹型将在后面详述。且说看见气势汹汹型登场，支持者会像打了鸡血一样，肾上腺素急剧攀升，摩拳擦掌，跃跃欲试吗？否！他们大多会浑身如虚脱一般，强压内心的厌恶、委屈，勉力应对，最终落得疲惫不堪，内力消耗殆尽，都想挂红驱邪了！

应对气势汹汹型，也有人显得游刃有余。对谁都嚷嚷的患者，一碰到那位资深支持者，就乖乖地"任其揉搓"，说啥是啥。这是用了什么绝招让咨询顺利进行下去的呢？冷眼旁观，似乎也没有使用什么特别的技巧。也就是自自然然地说话、倾听，看起来没有什么诀窍。也许与人品、外貌有一定关系，但也不完全取决于人品、外貌。他是怎么做到的呢？想必读者诸君也很想知道。

通常，面对气势汹汹型，在他们恶言恶语、气势汹汹地发飙，不近人情的攻势下，我们都会不由自主地被震慑，不知不觉切入个别化模式。

一个人内心丧失从容时，就容易跌入个别化模式，身不由己地被患者牵着鼻子走：是针锋相对跟他吵，还是一味低头哈腰以平息事态？这样说他会不会反而曲解？脑子里不再有事情的前因后果，只有眼前这张在愤怒中扭曲变形的脸。也即被患者占了先机，丧失了主动权。支持者被裹挟其中，进退失据也是理所当然的了。

采用个别化模式，我们就容易被眼前的事物所左右，以为什么都是旷古未闻的稀奇事。只注重患者的个性、独特性，就难以泰然处之，难以说"稀松平常啦"，或者完全不为所动，"这样的事见得多了"。个别化模式会深深触及患者的灵魂，也等于落入他的陷阱，支持者仿佛在宣告："我就是你的猎物，来吧！"

❖ 采用类型化模式

支持者如果有意与患者保持距离，冷静地观察，又会怎样呢？

看吧，患者正在大吵大嚷，都脸红脖子粗了

呢，口里嚷着"道歉道歉"，"咚咚"地捶着桌子，威胁着要报警，场面很是"壮观"！气势倒是十足，可仔细观察不难发现，其本意不外乎"不要糊弄我！不要漠视我！不要瞧不起我！对我好一点"！这不是小孩子在撒泼耍赖吗？再进一步就是被害妄想了。而这样激烈地攻击他人，归根究底还是因为骨子里缺乏自信。

仔细想一想，是不是跟去年 6 月，那个在这儿哭天抢地、闹了半天的 A 有一拼？跟前年 9 月，那个在这儿气得抱起桌子上的花瓶就摔个稀巴烂、闹得不可开交的 B 也算同类吧？不是吗，眼前的这个气势汹汹型，不过跟那个 A、B 具有相同的心理机制罢了，就是不时出场的"以愤怒弥补自信欠缺"大军中的一员。

重视患者的共性，采用类型化模式，就可调动以前的记忆，静下心来面对他，而不会以为他是旷古未闻的"妖魔鬼怪"。内心变得从容，就可能冷静应对，甚至随机应变。

支持者内心变得从容，患者也可能在无形中受到感染，甚至恢复冷静。如果支持者囿于个别化模式，内心丧失从容，双方就可能你来我往，使混乱升级，让局面变得一塌糊涂，难以收场。

重视患者的共性，采用类型化模式，我们内心就会变得坚定，产生前行的勇气和力量。而内心变得从容，还可调动已有的经验，从中发现应对的线索。以后进行案例分析会、写报告、寻求建议，只要按类型进行整理、操作就可以了。这也是积累经验、提高专业技能的好办法。有此积累，终有一天，你也会像那位资深支持者一样，轻松自如地应对气势汹汹型。

❖ 人格障碍与发育障碍

边缘型人格障碍（Borderline Personality Disorder，BPD）的人，往往会到处惹是生非，让人无所适从，想来不少支持者深有体会。一些具有发育障碍的人，表现也与 BPD 相似，可能也会惹是生非，出现问题行为。

有一位医生曾在他的某部著作中写到，支持者可能同样困扰于患者的言行，如果预先知道其是BPD 或是发育障碍，反应就会大不一样。

如果是 BPD，支持者心里就会滋生出一股说不清道不明的恼人情绪，或者变得愤怒。为什么呢？因为我们自己也与 BPD 处于同一谱系，差别只在于程度上的轻重不同而已，都负有自我责任能力。而发育障碍是大脑存在器质性损害，是先天性的，那是没有办法的事情，更别谈什么自我责任了。区别就在这儿吧。

对于 BPD，我们容易自动切入个别化模式，而一旦知道是发育障碍，我们就会自动切入类型化模式，做好相应的心理准备。对患者的期待不同，无意识的反应也不同，这也是个别化模式与类型化模式的区别之一。

积累经验，扩充类型

❖ 类型积累，人各有别

现在我们来看"支持者积累经验"意味着什么。

不断积累经验，直面成功、失败、困惑，支持者内心的感悟、成长会以什么形式体现出来呢？就我自己来说，就是积累的类型越来越多。

唔，会这样想、这样反应的人真不少。唉，对这样的小事固执己见、作茧自缚的人怎么这么多？

真的呢，丢了西瓜捡芝麻、"误卿一平生"的人少一点好不好？吃惊、出人意表、"怎么又……"，在一番番情绪的波澜中，案例一个个得到分析，以类型的形式积淀、成长。

想来我积累的类型肯定与其他支持者手中掌握的类型存在差异。也许令我大吃一惊的事，在他人看来不过稀松平常。那我积累、珍视的类型，他人还有必要大费周章地学习、借鉴吗？

如果只能自用，也就没有必要出什么《支持者必备之困难案例类型集》之类的书了。当然啦，这样的书也不存在。难道每个人都必须积累类型，当作自己经验的结晶，敝帚自珍吗？

❖ 近乎收集的癖好？

积累了一定数量的类型后，我们就会不时发现"哎呀，这样的类型还真是不少呢"，其内涵也日益丰富、具体。有时会不觉失声："咦，还有这样的类型！"就像昆虫爱好者发现从未见过的蝴蝶，惊喜之情溢于言表。

跟收集癖好差不多吧。比如我们碰见棘手的案例，在烦不胜烦的时候，也可以换个角度想，"咳，邂逅稀罕类型呢，也行吧"，从而萌生前行的勇气。

如果我们的生活小心翼翼、按部就班、波澜不惊，是绝不会碰见这样的思维、这些非同寻常的表现的，更不会有幸将其归为某个类型予以珍藏，且在工作中加以运用。这是真心话，也是支持者这个职业饶有兴味的地方。

支持者必须具备好奇心，而不是为了猎奇，或者纯粹出于个人的兴趣、爱好，因为那样就太自私了。我所谓的好奇心，是为了"积累类型，更好地提供支持"，是积极向前的决心、勇气和热情。我就是个有收集癖好的人，更容易这样想啦。

作为疾病类型的病名

❖ 七个病名足以够用

我不时参加保健所①召开的案例分析会。作为

---

① 指日本设在各地为辖区居民提供有关保健、卫生、环境等咨询并进行相关调查的公共卫生机构，具体业务包括精神疾病、心理健康、障碍者等的咨询及相关服务的协调等。

医生，经常被问到这个人是这个病吗？这个人曾经被诊断为这个病，真的是这个病吗？

所谓病名，就是医学上的一种疾病类型。在精神科，也可以理解为精神偏离正常的一组典型的异常表现。基于大家心照不宣的事实，病名也因此成为支持的指南。

那心照不宣的事实究竟是什么呢？具体来说，就是精神异常的表现（通常所说的"疯"的表现）有限，并不是那么多。人的个性千差万别，但除去细微的差异，想来性格类型也不上百。同样，精神异常的表现也并不那么多种多样。

在临床诊断中，我在病历上写下的病名，总的来说不过以下七个：

◇ 精神分裂症。

◇ 双相障碍。

◇ 神经症性障碍。

◇ 人格障碍。

◇ 外因性或器质性精神疾病（含痴呆综合征）。

◇ 发育障碍（也可视为器质性，前提是先天性）。

◇ 依赖症（与神经症性障碍，人格障碍交叉、重叠的地方不少，但在治疗上，还是单列出来更具针对性)。

　　也许医生之间各有己见，也可以分得更细，但总的来说，这七个病名就足以够用了。

❖ 诊断＝判断是七个病名中的哪一个

　　人的精神的异常表现不外乎这七类（病名），也许大脑在构造上就这样决定了的。所谓诊断，不过是判断是这七个病名中的哪一个。在发病初期，也许异常表现的模式还不是那么明显，但终有一天会落在其中某个病名上。

　　面对患者，有时数秒之间就可给出诊断。那绝不是推断，而是如图纸一般，清晰、明了，类型（病名）确凿无疑，有如福至心灵。

　　所谓精神生病了，就是精神在某种极限状态下发出的悲鸣。我们光脚踩上图钉，会不由自主叫出"啊！""疼！""喔——"等。这种条件反射式的叫声一定大同小异，不会有奇崛的叫声，心灵发出的悲鸣也一样。

　　因此，精神科有这七个病名就足以够用了，也可避免难于判断、诊断。

　　病名涵盖了遗传因素、出生成长经历、病前性格、个人史、发病诱因、症状及其演变、有效应对措施、治疗法、预后等一系列内容，是一种疾病模式，具有确切含义和普遍性，任谁都可获得其相关知识。

知道了病名，我们就会有同样的认知，并在此基础上快速做出支持计划，进入"战斗"状态。

一说病名，也许有人会跳起来反对，说是贴标签，是歧视，其实为此发怒的人才是不通情理。说是标签，没错，就是标签，但看见标签，是立即出现歧视的言行，还是将其作为支持的指南而行动呢？区别正在这儿！

❖ 还有其他类型

如果异常表现与病名所示完全相符，案例就好应对多了，困惑也少许多，但支持者面对的案例，未必都是有明确诊断名称的（症状并不典型，难以确切分类，这样的情形为数不少）。

缺少确切诊断名称，支持者该怎么做呢？还有别的方法，即用病名以外的类型来理解、应对案例，比如既有相互依赖型、自我忽视型、虐待型等已有名称的类型，也有以抱怨代替沟通的麻烦人、不惹是生非引人注目就坐立不安的人、求助却又多管闲事的人、只在休息日或夜间求助的人等，几乎难以一语名之。这些类型也是司空见惯，支持者只要脑子里有这根弦，就算是有备无患了。

本书除《心理障碍篇》以外，其他篇目所探讨的类型，都是专为支持者撰写的。

台词：禀性难移

❖ 对谈逸闻一则

前面提到我喜欢收集各种类型，将其纳入自家药笼中，乐此不疲。由此我想到一则逸闻，下面借花献佛。

这是一则杂志上的对谈，文学批评家 T 所讲的。我凭记忆写下来，细节也许有出入，大致内容应该差不多。

且说出版界有一位 X，性情古怪，人人避之唯恐不及。有一天，X 被降职了，自是如丧考妣。原本就是个人见人嫌的家伙，没有人同情他，都乐得冷眼旁观。可批评家 T，有一天不知哪根筋搭错了，偏偏请 X 喝酒，安慰他。X 感激涕零，说此恩没齿难忘。

批评家 T 也是个通透的人：现在说感谢，可这家伙就是这样的禀性，能改得了？此时出口的话也不过是有口无心罢了。

数年后 X 的处分解除，回到原来的岗位。在降职期间，X 没有深切反省一直以来的态度、言行，"官复原职"后当然还是原来的那个他，性情古怪，处处惹人嫌。

有一天，是出版纪念会还是什么聚会上，批评家 T 再遇 X。按世间常情，X 该特意向 T 道谢，感谢他当年的安慰，并告知已回到原来的岗位，今后请继续关照之类的。

可是不，X 并没有那样做，而是完全无视 T 的存在。说 X 是不知耻也罢，忘恩负义也罢，总之让人不得不挠头，"竟有这样的家伙！"

批评家 T 却完全没有生气，反而觉得有趣，因为 X 的表现正如他所料，也即看透了 X 的人格类型，看 X 的表现如同展开剧本一般，觉得趣味无穷。T 说："那时我是这样想的：禀性难移嘛！就像狗掉进河里了，大家都拿石子去打它，只有我去把它救上岸。狗活过来，有精神了，反而咬我一口，我会说'禀性难移'。"

真是至理名言，"禀性难移"。这是客观理性与好奇心的最佳结合。对，我们这些支持者，也要在使用类型这一武器的同时，具有心理的从容，说"禀性难移"！

人是不会主动求助的

究竟是谁在烦恼

❖ 谁在烦恼?

应邀参加案例分析会时,我经常会问支持者:"在这个案例中,究竟是谁在烦恼?"

这个问题意义重大:是患者或者被视为有问题的那个人在烦恼呢,还是周围的人(被卷入其中的人)在烦恼,甚至是支持者在烦恼?烦恼的人意识到了吗?发出求救信号(SOS)了吗?还是只是一味忍耐,而陷入危险境地了呢?

对这些问题人们一般都没有仔细想过,一旦明确提出,支持者多半才恍然惊觉:哦,是啊,从来没有仔细分析、界定过究竟是谁在烦恼呢。

❖ "别烦我"

假设有这样一位男子，处于精神分裂症的慢性期（伴残留症状），靠低保生活，独居。他每个月去一次门诊，按时服药，言行倒是有点怪异，着装也难称整洁，却无幻觉、妄想、兴奋，也没骚扰四邻。

看男子的日常生活，总让人觉得差点什么。他除了外出购物，几乎不出门。吃饭问题基本上是用便利店的盒饭解决。不读书不看电视，也不使用社交媒体。每天吸烟数十支，在吞云吐雾中发呆。不喝酒不恋爱不结婚不赌博，也不与他人交流。

男子没觉得自己的生活有何不妥：没有身体疾病，没感到孤单寂寞，没觉得无聊，也没给周围人添麻烦（似乎有邻居觉得别扭）。毋宁说是一种"别烦我"的生活态度。

如果有人将男子的情形搬上案例分析会，那烦恼的人恐怕是提出案例的人（支持者）吧？

支持者为什么会在案例分析会上提出来呢？确实，男子不招谁不惹谁，身体健康，也没有感到痛苦，但男子的日常生活，作为人来说，也太苍白太不思进取了吧？男子虽然没有觉得那样的生活有什么不妥，可没觉得不妥本身就是精神有病的证据。作为同类，怎能放任不管！那该怎么做呢？支持者正为此而烦恼。

◈ 也许是多管闲事

那支持者该为之担忧吗？

一种意见是，支持者是在多管闲事，将自己的人生观强加于他人身上。勉强男子去日间康复中心①或福利工厂上班，也难说不是为了让支持者感到心安。

每天无所事事虚度光阴，对我们"健全人"来说，会相当痛苦吧？但对慢性期的精神分裂症患者来说，每天无所事事也许正是休憩、休养呢，就让他那么待着也没有什么不妥。

支持者难以释然吧？同样是人，却难以理解他人的心思，真让人挠头。他为什么就不能力所能及地过上更有意义的生活呢？求求你了，好歹积极一

---

① 指日本护理保险制度下，为居家生活的高龄老人或障碍者提供的日间使用的护理、康复机构。

点、上进一点，行吗？

这个问题似乎没有正确答案。也许支持者难免有多管闲事之嫌，也可能认为"什么事不试一下怎么知道结果呢"。如果按支持者的想法，更积极地干预，似乎也未必全错。

对支持者的烦恼，如果断言是将自己的人生观强加于他人身上，也太简单粗暴了。

关键词：选项

❖ 提议，而不是强迫

对上述案例，我是怎么想的呢？我想关键词是"选项"。

一个人做出判断时，总是在数个选项之间进行选择，具体选哪个，就是判断。要做出恰当的判断，则必须仔细考察每个选项，其内容是什么，优缺点是什么，再加上自己的偏好，从而做出最终判断。没有经过以上程序，就不是真正的判断。

那前述男子的情形又如何呢？

除了维持现状的选项以外，他还可以去日间康复中心进行康复训练，去福利工厂劳动流汗，去图书馆看书，或者做志愿者，选项很多。但男子选择维持现状，完全拒绝其他选项。他做出这样的判断，真的是在考察其他选项的基础上进行的吗？

十有八九应该不是。他只是顽固地维持现状，根本没有进行比较、考察。无疑，其背后横亘着精神分裂症的心理机制，而要进行改善，则几乎没有可能。

如果是我，就不会去强迫男子做出改变。也许男子对其他选项抱有偏见或错误的想法，甚至根本不知道其他选项的存在。也许我会劝男子去日间康复中心或福利工厂参观一下，"就当给我个面子，咱们就去看一下，行吗？"

不强迫，鼓励一起去参观。如果他参观后拒绝，那就是没有办法的事了。如果连参观也拒绝，就更无可奈何了。但有过这样的程序，也许将来哪一天他会突然改变主意呢。那时，也许曾经去参观过的地方或听过的介绍，就会像迷雾中的一盏灯，给他指明方向。支持者要记得留下联络方式："如果想要去参观，就联系我啊。"让男子随时找得到你。

就此打住。如果想再进一步，只会招致反感。一定要适可而止。

❖ 开放式结局：耐心守候

走了以上程序后，也许男子还是不上轨道，改变的可能性几乎为零。这也没有关系，因为我尽力了，我安心！

这很重要吗？在支持体系中，支持者本身也是其中一环。如果支持者处于困惑之中或者无论怎样都觉得没做到位，支持体系也不可能顺畅运转。为了驱散心头的不安，我们才邀请患者去参观，或者尽可能为他们详细介绍，呈现选项。

为了哪怕万分之一的可能性，我们也要提出建议，耐心守候。这就是采用开放式结局的方法。

妄想的产生机制

❖ 不是自己，而是世界变了

妄想真是让人无可奈何。明明是子虚乌有的

事，却说得有鼻子有眼。精神生病的人容易耽于妄想，不论别人怎么解释、说明，就是"执迷不悟"。为什么会这样呢？

妄想自有其存在价值，且来看精神分裂症的情况。

当精神出现问题时，患者可能同时出现感觉过敏、迟钝，执着于某些细枝末节，偏执，疑神疑鬼，而对关键的事情漠不关心。世界在他们眼中、心中完全变了模样。

一个人心理丧失从容，整个世界于他而言就仿佛充满恶意。随着精神出现问题，患者又会滋生强烈的不安感。一直以来置身的世界，仿佛整个面貌为之一变，危机四伏，使他不得不小心又小心。

没有人会意识到是自己精神出了问题，多半会认为是世界变了。为什么会这样呢？人啊，总是要求凡事都得有个说法、理由，尤其是这样怪异的事。可是没有说法、理由，是自身出了问题，怎么能够接受呢？绝对不！

于是患者急慌慌地去找"说法、理由"。但自己又不是侦探小说家，要在短时间内把一切编得天衣无缝，几乎是不可能的，可不找出什么理由、说法，心里又不善罢甘休。

❖ 被害妄想×夸大妄想＝阴谋论

"趁手"的故事就这样出炉了，那就是阴谋论。有个什么坏人，或者邪恶的组织要迫害自己（有点宏大呢），故事就这样展开。

所有异常都是邪恶阴谋的一环，想象中的加害者力量深不可测，组织严密，比如特务机关、美国中央情报局（CIA）、共济会、恐怖组织、安全局什么的。也有的患者想象被团伙监视、迫害或被大众媒体攻击。电波、窃听器、监视器、电磁波、网络等也频频登场，都是些力量超强、正身不明的媒介。它们正在迫害自己！对，妄想主要是被害妄想。

为什么患者会被卷入阴谋论中且被迫害呢？还有夸大妄想的因素，就是自己好歹算得上个人物，才会被迫害。

妄想就是为缓解精神疾病带来的强烈不安、不舒服感而找出的理由、说法，同时也是内心发出的悲鸣："我难受；请帮帮我；太可怕了"，诸如此类。如果我们的心理出现问题，感觉穷途末路，就直接发出求救信号好了，可事情并没有那么简单，没有谁会"直截了当"地求救，一定会编造出荒唐无稽的戏码，再四处"找补"。这是人的本性，也相当麻烦。

❖ 痴呆综合征是被盗妄想

其他精神障碍者也会有妄想，那痴呆综合征患者又如何呢？这就是有名的被盗妄想。自己收拾的东西找不着了，反而怪罪老妻，"是老婆子偷走了！"与家人闹得不可开交。

记忆衰退，不仅忘掉把东西放哪儿了，甚至对"放起来"这件事本身也没有任何印象，而与老妻长年累月日相厮守积攒下来的不满却深刻心间，于是两者自动结合，编成了"是老婆子偷走了"这样的段子。

其实，这也是老人"找不着钱包"的焦躁感和"老妻真讨厌，还不得不靠她照顾"的自怨自艾等复杂心情的体现。如果老妻不忿，怒吼"我没偷，你乱咬人！"只会火上浇油。"息事宁人"的做法是多担待，别吭声，一起慢慢找。

还有的人甚至吼出"老婆子要杀我"，或者怀疑 80 岁的老夫与护理协调员①暧昧等（嫉妒妄想），或者天花板上面住着"小神子"，专搞破坏啦什么的。这些都是天方夜谭式的妄想，其背后无疑都横亘着对日渐衰老的无助感、不安感。

没有人会自动敞开心扉，说"烦恼着呢；难受、不安；已经穷途末路了"，而是会弯弯绕，发怒、攻击，甚至编出各种"传奇"。

人会为痛苦寻找"化身"

❖ 想到什么就是什么

神经症患者的所诉症状无奇不有，只要是想得到的，无论是精神还是身体的症状，都有可能。这些症状本质上不过是空想，但却让患者却深受其苦，为之所左右。

为什么会出现这样看似荒唐的现象呢？出现压

---

① 指日本护理保险制度下，为需要护理的人制订护理计划，与护理机构协调提供护理服务的专业人士。

力、烦恼、不安，沦陷其中时，人大多会默默忍受。毕竟这些痛苦还关乎自尊、好恶、烦心事、羞耻感等，是难以轻而易举地向他人开口的，最好悄无声息地自己解决。在持续的忍耐中，事态却愈加恶化。

人在独自忍耐中，就可能想到什么就是什么，将痛苦付诸"化身"，使之客观化，心中的重压得以减轻，他人也可共情、同情甚至被震撼。有了化身，人就能多多少少从独自苦斗中解放出来。

这个"想到什么就是什么"就是表面的症状，可能是抑郁状态、不明所以的不安、各种惊恐症状、疑病症、疼痛、自主神经失调症状、丧失意识、痉挛、恐惧症、失眠，还有更奇崛的失忆、人格改变等，这些都是痛苦的"化身"。

这个"想到什么就是什么"还会流行，在弗洛伊德活跃的年代，女人会动不动就丧失意识（昏倒了），其后也有神经衰弱流行的时代，解离症也流行过一阵子，近来则是抑郁状态（相当于新型抑郁症）泛滥。

❖ 求救信号的替代物

如果患者出现抑郁状态，不是服用了抗抑郁药就会好的。也可能歪打正着，病人得到同情、照顾，其心境发生变化，症状就消失了，但绝不是抗抑郁药的功劳。

说到"想到什么就是什么"，为什么会想到那个"什么"呢？探寻其原因就落入精神分析的套路里去了。这样的探寻近乎兴趣爱好，颇为恣意，难免具有文学的想象色彩。其实"化身"一词已足以表达，这也是大家近来认为精神分析有点过时的原因。

神经症也可以说就是"想到什么就是什么"与"寄托"合二为一的产物，再没有比这更轻而易举的事了。可对神经症患者来说，症状却是真实存在的，他们痛苦难当。患者对出现症状的心理机制一无所知，一直在独自苦斗，这也就是为什么说"人在痛苦的时候，是不会坦率地说出来并发出求救信号的"——又回到前面的话上去了。

❖ 我为什么会腹痛

这是我自己的往事。我当时在东京上班，刚到松泽医院 3 个月左右。那段时间，在去上班的地铁上我一定会出现腹痛，肚子咕噜噜作响，想大便，全身冒冷汗。

很多在松泽医院工作的医生当年都是在那里研修的"嫡系"，可谓熟门熟路，而我对那里则全然陌生。环境陌生，人也不认识一个，这个医院还一直是我仰望的业界名门。我紧张，怕出错，怕被人看扁，觉得时时刻刻都有人在窥视我作为医生的能力。

医院有什么习惯做法我也一无所知，比如镇静的方法、处方的选择、出院的时间等。各个医院都有多年以来形成的传统，近乎"潜规则"，对此我也两眼一抹黑。这些因素加起来，我的压力就大了。

结果就是我会在每天早晨去上班的地铁上腹痛。我明白原因是什么，知道要治愈，只能等习惯医院的环境、紧张感缓解以后，也知道症状还得持续一段时间。

我深为症状所苦，也明白其产生机制，知道该怎么改善，可腹痛还是持续。今日回首，想来当年我的内心应该是或多或少渴求腹痛，正需要为其所苦。成功到心仪的医院上班，就这样波澜不惊地过去，也太没有意思了；自己的人生出现这样重大的转折，要是不相应发生点什么，也太没有真实感了；有痛苦，成功才会格外鲜明、印象深刻。我的骄傲、雄心、不安就化身为症状，每天早晨的腹痛，也就是"心之所愿"了。我当时肯定没有这样明确意识到。

神经症性障碍并不单纯是为症状所苦，还可能通过症状重新认识自己，肯定或否定自己，因此也没有必要"除之而后快"。人心是复杂的，真真假假，矛盾重重。

再问一遍：是谁在烦恼

❖ 烦恼，奇奇怪怪的现象

我们这些支持者，职责就是帮助受困的人，可一旦与精神问题相关，究竟是谁在烦恼就未必那么一清二楚了。

前述处于精神分裂症慢性期的男子完全不烦恼，维持着最低限度的人生，可支持者却受不了，"人之为人，就这么过啊"。很明显，是支持者在烦恼。如果支持者觉得男子就那么过日子也没有问题，就没有谁会烦恼了，男子的情形也不会上案例分析会。

相互依赖型又如何呢？当事者嘴上说受不了了，可一旦有人伸出援手，他绝对不会乐于接受，反而会表现出一副天下太平的样子（也是相互依赖型的心理机制）。那当事者真的在烦恼吗？这下该支持者去怀疑、烦恼了。在这样的案例中，很容易视为只有支持者在烦恼。

抱有妄想的人，会为妄想的内容而烦恼，支持者未必能进入其妄想世界，将其从困厄中解救出来，因为两者不在一条线上。我们没法为患者抵挡"电波的攻击"，也没法为其阻止"共济会的密谋"，那我们的支持还有用吗？

神经症性障碍患者会将痛苦、烦恼付诸症状，"想到什么就是什么"。在寄托的那个时刻，风景就变了，如果再劳神费力去对症下药，只会徒劳无功。还有的患者更绝，表示明白症状背后的意义，那就更别为之操心了。

❖ "至味"在人间

在支持上，需要与供给两相龃龉的情形并不罕见。该介入到什么程度、何时该守候，要做这样的判断并不容易。

这也是支持的"至味"所在，是直面"人"这个充满矛盾的物种及其内心时的必由之路，没必要扪心长叹息。

难以判断时，请参考后面有关案例分析会以及《当事者不痛苦，就可以等闲看待吗》这一节的内容。

内心从容，游刃有余

负面情绪会流露出来吗

❖ 突然递过"自诉"

我出门诊会遇见各种各样的患者，其中不乏印象深刻的。

那是几年前的事了。一位患有神经症性障碍的中年男子初诊时突然递给我 5 页 A4 纸，上面密密麻麻，记的是他的症状、发病经过，是先敲进电脑里，再打印出来的。他隔着桌子递过来："麻烦先看这个。"他的声音里透着不耐烦，仿佛在说："赶快接着呀。"

要是逐字逐句读完这些资料，怎么也需要近30 分钟。还都是些主观性内容，得不时提问、确认，这样下来，初诊轻而易举就花掉 1 个多小时。

我在想，将症状、发病经过记录并整理出来，很有价值，可要医生当场读完这么多的内容，患者的问题是不是就体现在这里呢？

❖ 心思被窥破了吗

就这样不管不顾直接将"自诉"递给医生，医生要读的话，得花多长时间，患者没有想到这一点吧？对，患者为自己的事焦头烂额，哪有多余的心力顾及其他。或者，患者认为正确的事，他人却未必苟同，这样的失败经历多了，也可能引发症状？将详细"自诉"递给医生，与其说是认真、慎重，不如说是强迫？

我不免胡思乱想，其间不乏夹杂本能反应："将写得密密麻麻的一叠纸递给我，真是不嫌麻烦啊。"

一直以来，我出现不那么光明正大的想法、情绪（患者要是知道，一定会发怒或大失所望吧）时，心里都有点发虚，怀疑会不会通过非言语信息（肢体语言）传递给了患者，让其窥破我的心思。

❖ 一个"心灵感应"的故事

那时我刚成为精神科医生，在门诊遇见一位年轻的女患者。她患有边缘型人格障碍。她容貌姣好，是很有吸引力的那种，是我喜欢的类型。也许我言行之间不经意地流露出什么，也许没有。我当时忍不住心里悄悄想，要是她的头发再剪短一点，有点儿帅气的味道，就更完美了。这样的心思我当然肯定不会说出口。

谁知在下次门诊时，女患者就剪了那样一个发式，让我大吃一惊。是心灵感应、读心术吗？不吃惊都不行！我的那点小心思，被她窥破了？不恐慌都不行！要照这个剧情演下去，还怎么收场？没有办法，我只好跟资深医生商量，由他代为接诊那位患者。

由此看来，医生的心思也可能在不经意间流露出来。

现在仔细想来，前面那位神经症性障碍的中年男子，也许要照管自己的心思就已经千难万难了，哪还有闲暇顾及我的想法、感受。

而那位患有边缘型人格障碍的年轻女子，肯定是急于"给医生留下好印象"或者"不想被医生放弃"。这也是其心理机制的表现之一。这让她几乎发挥了心灵感应、读心术一样的超能力。或者，女子也意识到自己的美貌、魅力，于是更加精心地打扮，结果与我的小心思不谋而合？

❖ 拥有心理的从容，而不是惴惴于自己的心思

据我的经验，只要保持专业人士的自觉（不是说作为专业人士，要不怕苦不怕累之类的老生常谈。实际上，专业人士像常人一样行动非常重要。我们是支持者，也是常人的一员，起着帮助患者重返社会的桥梁作用），患者几乎是没有可能窥破我们的心思的。而患有边缘型人格障碍的人倒是可能大大曲解你的意思，这一点要注意。

大多数患者或求助者都自顾不暇，哪有心力来窥探医生的心思。他们也可能将任何事情都妄想化，那些妄想与医生的心思更是毫无干系。

不论医生如何热情满怀，患者也未必感受得到。要让患者感受到医生的好意、善意、诚意，希望支持立马开花结果，也未必现实。

支持者与其惴惴于患者是否会窥破自己的心思，还不如踏踏实实静下心来，从容面对患者，与之互动。这其间的作用机制，请一定参考后面有关对家人的支持的内容，并明白，一旦我们丧失心理

的从容，问题的解决只会日趋艰难。

案例分析会：为了守候

❖ 当我们丧失从容时

在什么时候我们容易丧失心理的从容呢？典型的情形就是遭遇前面提到的气势汹汹型患者时。

被患者的恶言恶语所震慑，我们会不知不觉切入个别化模式，变得心慌意乱、进退失据。我们心里的动摇也传递给患者，于是双方相互火上浇油，让事态一发不可收拾。

支持者一定不能自乱阵脚，让内心的动摇流露出来，这就需要切换到类型化模式，将患者套进相应类型来应对。

患者发飙、怒吼、闹得不可开交时，我们也容易丧失心理的从容。要从容应对，只有祈愿"见多识广"，或者内心变得强大，甚至脸皮再厚一点。支持者遭遇这样不堪的情形时，一定要记得整理、分析、记录，将其归入自己的类型库，深刻脑海。

丧失从容并不限于以上充满"激情"的场面。在问题难以解决、陷入僵局时，或者担心现在的状态持续下去，总有一天会出意外时，支持者每一天都会在不安、焦灼中度过，心理的从容被一点点蚕食，消失殆尽。患者、支持者双方都陷入泥沼，动弹不得。

那该怎么办呢？没有办法。但凡有一点办法，肯定早就想到了、尝试了，真是无可奈何。

对这样的僵局，其实还是有办法的，那就是另外的思路了。

❖ 要守候，太难了

在无可奈何之时，我们采取的策略是守候。即便现在陷入僵局，说不定什么时候就会出现转机、变化，到那时再抓住时机，及时介入。对，就是这样的"蹲守"，除此之外别无他法。

可什么"守候啦，等等看啦"，在他人看来却满不是那么回事。也许在他人眼里，那无异于袖手旁观、放任不管。当别人批评是偷懒时，支持者要辩解是在守候，自己都会觉得没有说服力，怎么听来都像是在找借口。

对什么守候、观察之类的方法，支持者也就很难理直气壮了。还有可能让支持者觉得是自己没有能耐的表现，让他面对同事、同行会觉得心里发虚，如坐针毡。

我的提案是召开案例分析会。这也太简单了吧？有人甚至会对这样的"臭招"大失所望。面对我的提案，不少支持者会觉得泄气，或者踌躇不前。这也不是没有道理，因为：

◇ 简直是度劫。

◇ 为这个案例，已经千愁万愁了，还是无能为力。现在再召开案例分析会，能有什么灵丹妙药吗？门儿都没有。

也许这就是支持者踌躇不前的原因。大家的心情可以理解，但还是有必要召开案例分析会。

❖ "无能为力"获得共识

说是"度劫"，确实不为过。大家都忙，要把人召集起来，并不那么容易，就是安排召开案例分析会的场所都还要费一番周折呢。为什么现在还要召开案例分析会？还是让我们来看一下"无能为力"这件事本身。

千愁万愁，想了又想，确实是无能为力，但那个千愁万愁，应该是支持者一人在愁，在单打独斗，恶战苦战吧？说得不客气一点，是支持者的个人意见，是擅自认定的困难案例。支持者也可能听取了同事、资深同行的意见，但整体上还是没出独角戏的范围。

案例分析会有数人参加，大家一起重新审视案例，会做会议纪要。如果还是发现无能为力，对该案例的"无能为力"就会首次获得共识。

这样意义就不同了，甚至可以说是与之前迥异。

如果始终是支持者一人在单打独斗，要是出现诉讼或意外，以至于市长、区长、县长、媒体之类介入，支持者就不得不独自面对。这不是玩笑话。即便只是模模糊糊为之不安，支持者也可能丧失心理的从容，事情就可能向坏的方向发展，正是所谓"怕什么来什么"（墨菲定律，知道吧）。

谁参加了案例分析会，就担了一份责，也即所有与会者共同承担责任，这也是案例分析会的一个作用。仅仅这点就足以将支持者拖出重压的深渊。

案例分析会就像驱邪一般，可以切断"屋漏偏逢连夜雨"的连锁反应（这样说有点不科学，可想想不幸、霉运来时的情形吧）。大家一起参加案例分析会这件事本身，就足以帮助支持者减轻精神负担。"来而不往非礼也"，当别人要召开案例分析会时，我们也要积极参加，分担一份责任。

❖ 让相关人士也参加

如果与会者都认为对案例无能为力，剩下的就是观察、守候了。既然特意召开案例分析会，就尽量邀请相关人士都参加，这样也能更好地发现盲区、想当然和错误的认知，并得到新观点、新看法。也可顺便讨论一下需要介入时，可以利用什么医疗、护理机构等，费用由哪里出，法律问题怎么解决，讨论得越具体越好。

我经常受邀参加各种案例分析会，在会上我会阐述医学上的观点，也经常宣布"从医生的角度来看，我对这个案例确实无能为力"。我基本上没发现过什么重大过失、错误，想来从别的视角提出意见也自有其作用（也分担了一份责任）。

案例分析会：静待花开

❖ 静待花开

重要的是，召开案例分析会后，支持者会变得安心，接受"静待花开"的现实。不是单纯地等候，而是"尽人事，待天命"。

不论什么样的案例，假以时日，都一定会发生变化，毕竟人的寿命有限。确实，静待花开也是不小的考验，更别说对等候本身心怀疑虑了。但召开案例分析会后，支持者明白唯有等候别无他法，就可以在继续关注案例的同时，将精力转到别的业务上去（我们原本就是大忙人呀）。

在忙这忙那期间，变化就可能悄然出现。大家都有这样的经历，一直看着钟表的时针，心里着急，想着"快点走吧"，可时针就像不动弹一样。等到在忙什么的时候，偶尔抬头看钟表，"呀，都走了这么多了"。就是这样的。

不可思议的是，一旦进入"尽人事，待天命"

的境界，真的很可能"出乎意料的展开就出现了"。
下面来看例子。

❖ 束手无策的案例分析会

这是一个患有痴呆综合征的母亲与护理她的女儿（精神分裂症治疗中断）组合的案例。女儿尽其所能照顾母亲，但护理方法不当，且容易发火，经常谩骂母亲，会惩罚母亲不给饭吃，母亲的个人卫生也没法保障。

女儿有自己的想法，拒绝接受上门护理及家政服务，也不利用其他社会资源，还拒绝医疗服务。即便有人来家访，也不会给开门。这是名副其实的虐待案例。

如果母女俩靠低保生活，那也可能成为突破口，可她们偏偏还有一定积蓄，事情就更难办了。她们与亲戚的关系不好，因而亲戚也帮不上忙。真的是只能继续观察的案例了。

案例分析会由当地保健所负责的保健师①主持

———————

① 指日本为公众提供保健指导，以帮助预防疾病，维持、增进健康的医疗专业人士。

召开，目的是讨论以下方案是否可行：让女儿住进精神科病房。在此期间将母亲送至由护理保险支持的护理机构，使母女分开。这大概是保健师想到的解决办法。

可让女儿强制入院并不太现实，毕竟她还没有到医学强制入院的程度。我受邀参加这个案例分析会，仿佛就是去给保健师泼冷水的；从另一个角度想，也是去帮助保健师消除困惑吧。

结果案例分析会得出的结论是，现在还不到介入的时候。保健师可以坚持去家访，即便女儿不给开门，他也在门上留下纸条，"有什么事联系啊"，也许女儿会稍微改变点想法。会议大概就得出这样的具体方案。

❖ 意外的展开

两个月后，完全意想不到的事情发生了：女儿突然来到保健所！那可是连门都不给开的主儿啊。在此之前，我还一直担心，女儿会不会想"随便在别人门上贴纸条，烦不烦啊"。

应该是买东西回家顺路，女儿两只手里都拎着塑料袋，里面塞满了碗装方便面。她希望医生上门出诊，保健所的人立即联系了负责的那位保健师。案例终于出现介入的契机，谁都没想到女儿会亲自出场，真是求之不得的展开啊。

为什么会出现这样的好事呢？也许即便不召开案例分析会，女儿也会出场吧？当保健师在受挫、焦灼、不安中丧失从容时，女儿也可能受到感染，心理变得紧张，拒绝愈加强硬。在案例分析会后，保健师心理变得从容，自然散发出镇定、可靠的气息，女儿也在不知不觉之中受到感染，于是现身保健所，有这样的可能吧？

❖ 关键是心理的从容

说是自欺欺人也无妨。如果自欺欺人能起作用，又何妨一试呢？支持者就应有这样的气量。对似是而非的东西（即便没有确切证据）也不放过，这正是支持者职业的辛苦所在，也是有意思的一面。

即便前面母女的案例没有这样完美展开，状况依然，召开案例分析会也未必是做无用功。至少，支持者从重压中解放出来，会更有心力去应对手中的其他案例。

心理是焦灼还是从容，对工作的影响显而易

见。支持者心理从容对当前案例的影响可能没有那么明显，但对其着手的其他案例一定会起到积极作用，仅这一点就值得肯定。

尽人事，待天命

❖ 寄希望于偶然吗

假设前面介绍的患有痴呆综合征的母亲与患有精神分裂症的女儿组合案例的记录，在若干年后被其他支持者碰巧看到，而他正好也碰到几乎同样的案例，并为之烦恼，于是希望从中找到应对线索，开始津津有味地阅读起来。

读完后他会怎么想呢？也许会耸耸肩，叹息对自己没有任何帮助。为什么呢？你看这样困难的案例，结果却是女子找上门来，问题得到顺利解决，结局太完美了！就像是水到渠成一般，就像正好差钱就中了大奖。这样偶然的幸运结局，完全于事无益，还不如去参神拜佛呢。

仿佛是幸运女神突然露出微笑，一切都走上正轨，最后完美收官。就给人这样的感觉吧？

当年的支持者，以及若干年后阅读该记录的支持者，都同样面临着困难案例，束手无策。不同的是，当年的支持者在万般无奈之下，召开了案例分析会，结果事态出现转机。这样的前因后果，想来在记录里是难以明确表述的。

❖ 一定也有必然

也许有人会惊讶："会有这样的好事？"确实，仿佛有什么神秘力量在起作用似的。当然不是什么超自然的力量了，如果说是"支持者心理变得从容；支持者明白唯有等候，别无他法"起了作用，你信吗？不会觉得是不着边际的事，是牵强附会吧？

也许有人会自作聪明地问，是根据什么指南呢，或者有什么证据呢？要这样说来，与这个案例相关的事情就太多了，不可能一一穷究，所以也没有记录下来。

要说"尽人事，待天命"，不免有人会嗤之以鼻，说是小题大做，可这也是方法之一呀。也许将来的某一天，当有人再回首，看见我们曾经左往右往、彷徨无措的样子，一定会从中发现什么必然吧。

问题解决了是什么意思

但求稳定

❖ 追求力所能及的幸福

希望支持像英文拼词游戏一样，最后完美收官，在成就感中举杯相贺，是不可能的。毕竟，关乎人心的问题，都不是那么好解决。

仅仅想到"解决"一词就让人感到痛苦。我们不应追求快刀斩乱麻似的一气呵成，而应接受各自能停留的稳定状态。是妥协，也是接受现实，一定不要一味追求表面的、浮夸的东西。不经过艰难曲折，怎么能到达彼岸？这样的案例多而又多（就像世间滥熟的桥段，没有误解，不经过冲突，怎能惊觉是真爱）。患者视野变宽，说不定自然出现转机。

与其追求哗众取宠式的解决方法，还不如探寻案例能稳定的状态，这才是更明智的做法。

❖ "等闲看待" 也是人生

提供支持后即便表面上看起来没有什么变化，也绝不是失败。家有患痴呆综合征的老人，家人被其妄想搞得焦头烂额，等支持者介入后，家人知道了妄想的心理机制及其意义，也了解到还有症状更严重的患者，并得以倾诉内心的不满，心理是不是会变得稍微轻松一点、从容一点？也学会对妄想等闲看待。

老人的妄想并未减轻（也即问题并未得到解决），但家人的认识发生了变化，也算是暂时处于稳定状态了。以年为单位来看，随着家人情绪变得稳定，老人也可能受到感染，渐渐地妄想消失。或者痴呆综合征继续发展，甚至连进行妄想的能力也消失，家人不得不忍痛将老人送进护理机构，然后有一天老人不幸逝世，案例终结……这样的结局也可以想见。

究竟会怎样呢？不知道。这就是人生。

设定目标的陷阱

❖ 让人烦不胜烦的中年女子

讲一讲我参加的一个案例分析会吧。

女子人到中年，单身、独居，应是边缘型人格障碍。因抑郁症在精神科诊所定期门诊，不论怎么吃药、咨询，都不见好转、治愈。

其精神症状也有貌似抑郁症的一面。主治医生知道不是真正的抑郁症，但时至今日，也不能说"你不是抑郁症，而是人格障碍。即便不想出去工作，也勉力为之，挑战一下"。这样的话怎么说得出口呢。女子在 6 年前开始靠低保生活，也一直坚持定期门诊，还接受家政服务。

女子会动不动就投诉、抱怨，比如居高临下地给保健师打电话："那个家政工不行，让保健所给我找一家新的护理派遣机构。"或者抱怨谁谁在电话里态度不好（实际上是她态度不好）；要不就立马给区政府打电话或写信投诉。整个人怨气冲天，仿佛被害意识的化身。保健师感到恼火也理所当然，主治医生更是恨不得离她远远的。

保健所召开女子的案例分析会，希望大家交流信息、讨论，统一对应策略，结果发现所有支持者都对该女子烦不胜烦，被拖得身心疲惫，有的甚至受到深深的心理伤害。

❖ 实现自我

仔细听会上的发言，似乎归结到如何提高女子的人格水平上去了，也即希望通过支持者的应对，使女子的人格水平得到提升。是啊，女子的生活方式、言行、精神表现水平确实低、不成熟，火气一点就着、瞬间怀恨，变得歇斯底里。要使她有所进步（或者成长），该提供怎样的帮助呢？就是这样的思路吧。

也即设定目标。彼时彼地，我心里浮现出"自我实现"这个词儿。在心理学界，"自我实现"这个概念出场的频率可谓不低。充分发挥天分，努力抵达可能抵达的高度，实现自我，这是人的需求的最高层次。

向自我实现进发的飒飒英姿，无疑具有崇高

美。但那是智力、自知力、决心、毅力都达到相当水平的人才能做到的事吧？张口就来"我想成为摇滚巨星"，或者说"我要获得芥川文学奖"，与妄想有什么区别？能够脚踏实地地向自我实现的目标奋进的人毕竟凤毛麟角。世上的芸芸众生，又有几个真正具有奋发向上的毅力、才情呢？

❖ 不求进步，但求稳定

坦白地说，要对女子说"振作起来，努力实现自我吧"，这样的激励是不是有点太残酷了？就像以甜言蜜语要人交出原本没有的东西。而设定目标，为之奋斗之类的，想来对女子而言也颇为陌生。

对女子来说，明智的做法是求稳定而不是求进步，也即稳定在某种状态，问题行为不进一步升级。

女子让人不胜其烦的行为，应多是她不善交流的表现。她不会正常交流，在憎恨他人的同时也让自己陷入孤独的深渊。过度自尊与强烈的被害意识更是让她浑身带刺。这些要矫正，难度可想而知。如果周围的人认识到"她就是那样"，从而不轻易动摇、生气，与之淡淡互动，情形是否会改观呢？

不可否认，支持者如果改变认识，效果就会更好。

❖ 不是放弃

也许女子的情绪会稳定下来，但根本之处并没有任何改善。也许她惹是生非的情形减少，但并没有实现精神成长，向自我实现的目标哪怕迈进一丁点儿。这样的应对不过是权宜之计。

对有的案例我们不得不以权宜之计长期与之周旋，这也是不争的事实，也即有的案例本身就"无解"。我们要有这样的心理准备和灵活性。

下面探讨一些与设定目标、问题解决、进步、成长这些概念相去甚远的案例，想来让读者诸君颔首的地方不会少。

白忙活的情形

❖ 求助又拒助？

有些时候，在支持者看来，患者确实有问题，家人也表示深受其苦，希望提供支持。然而支持一且开始，却没有出现相应的变化，家人对提案也似乎并不热心。这是怎么回事呢？稳定的状态在哪里？

举个例子，比如家里有情绪不稳、大叫大喊的患者（可能是精神分裂症、痴呆综合征，病名暂且不论）。患者不分昼夜，大吼大叫，四邻都听得见，家人束手无策。患者前两天还把电视、微波炉砸了。过去、现在都未去过精神科就诊，也不可能一下子就送去精神科住院。

支持者要是接到这样的案例，会怎么做呢？会同情家人，详细询问病情；还可能家访，现场了解情况，也许还会见到患者；还可能向精神保健医生咨询，进行大致诊断。差不多就按这样的步骤提供支持。

可是家人呢，一方面说受不了，另一方面却显得漠然、疏远，并不太配合，缺乏积极性。在支持者看来，"不是你们自己求助的吗？这不是把事情全甩给他人就能自动变好的呀！"有时甚至感觉到家人的厌烦，似乎是嫌支持者多管闲事，上赶着去提供支持似的。

❖ 共渡难关而生的纽带感

家人的态度明显矛盾，他们究竟想怎样？需要帮助吗？还是不需要？怎样做才会使他们满意？

问题的核心是家人之间的纽带感不足，这是案例后面的背景。家人同处一个屋檐下，心却并不在一处，或者说家已经不成其为家。家人之间几乎不说话，也很少同桌共餐。家不像家，更像寄宿宿舍。家人也意识到出了问题，知道自己家与电视剧里全家人相亲相爱、言笑晏晏的场景相距甚远。

现在突然一位家庭成员的精神出了问题，在家里大喊大叫，乱摔乱砸。这可没法置之不理，放任不管。没有办法，家人开始团结起来，共同应对病人，或者吼，或者哄、劝、小心翼翼侍候着，甚至全家人一起乞求病人。总之，别再折腾了，让大家安安静静过日子吧。

全家齐上阵，苦是苦，累是累，可也别无他法。在共同应对中，家人之间的纽带感找了回来，大家携手前行的画面感动了家里的每一位。

此外，这样还产生一种振奋感。大家团结一致迎接挑战总会让人斗志昂扬，甚至产生充实感（想想学校运动会前班上那种摩拳擦掌的情形）。家里出现病人，家人的意义被重新发现，家庭开始恢复功能。

❖ 支持者成为看客？

家人的心情变得复杂、微妙：一方面希望治好病人，得到帮助；可病人一旦治好了，好不容易重新萌生的家庭纽带感是不是又会消失呢？病人不治也不行。

支持者的出场仿佛就是为了证明家人的无辜，或者是去见证家人的重归于好（他们需要观众）。支持者越是想提供帮助，似乎就越等于去切断家人好不容易重新找回的纽带感似的。

家人态度矛盾，想来支持者深有同感，唯有苦笑。令人恼火的是，家人绝不会向支持者透露其心声，甚至也没有明确意识到这种矛盾的心态。事情的真相如何，支持者无从知晓，完全摸不着门儿。

这样的案例能够稳定在什么状态呢？唔，就是"要让支持者感觉自己多管闲事，宛如在强买强卖一般"（这样的心思，支持者怎能预料）。案例就是在这样诡异的状态稳定下来，然后再在家人之间的心理作用（力量）下迈向新的台阶。明白了吗，支持者的角色就像调味料一般。

支持者的努力难说全部付诸东流，成果却丝毫看不见，就是案例能够稳定的状态也不明了。整个案例就像被狐仙施了法术一般，扑朔迷离。支持者的费心尽力只有天知了。这也是人生。

相互依赖的人

❖ 支持者不可不知的事儿

让人白忙活，或者患者、家人态度矛盾的案例，莫过于相互依赖的类型了。不知道什么是相互依赖，简直就没法干支持的活儿，那是必备常识。先来下定义（我自己的）。

所谓相互依赖，就是一方深受其苦，早就被拖得疲惫不堪，恨之不绝，却无法与另一方断绝密切的关系，在泥沼中过着七颠八倒的人生，也即相爱相杀的孽缘。

在周围的人看来，早点一刀两断，问题不就解决了吗？为什么一方还坚持与另一方搏杀、苦斗呢？

其实，他们是在相互利用、"互利互惠"呢。虽然憎恨，可要找到新的对手也不容易，还是这样不情不愿地忍着吧。这样水深火热的日子过得久了，也会产生熟悉的感觉，更会继续相爱相杀。在前面有关白忙活的情形中，家人与病人之间也是在相互利用，是相互依赖的类型。

面对折腾不已的病人，家人团结起来共同应对，重新找回久违的情感纽带，还会变得斗志昂扬，感受到充实。病人的衣食住行也得到保障。双方就是这样"各取所需"的。从客观来看，这样的关系（互动）未必健康，准确地说，是绝对不健康，太诡异了。

前面说"事实的真相如何，支持者无从知晓"，从相互依赖的角度来看，其内情却可窥知一二。

下面来看容易遭遇的几种相互依赖类型。

❖ 丈夫患有酒精依赖症、家暴，妻子养猫

妻子是家暴的被害者，却表示"他也喜欢猫，情绪好的时候对我很好，真的是个好人。现在工作

不顺，心情不好，也是没有办法的事"，在悲悯中长期忍受家暴。丈夫愧疚于妻子的悲悯，自我厌恶，越发逃进酒精里，工作也愈加不顺。自暴自弃的丈夫总是拿妻子出气，家暴不断。于是妻子表示"他也喜欢猫……"开始新的循环。

❖ 女儿患有适应障碍，母亲支配欲强

母亲觉得女儿太单纯，操心不已，时刻祈祷其平安、幸福。女儿对母亲的控制、干涉愤愤不平，对母亲一通大嚷后离家出走，自谋生路。独自在外谋生，却与他人相处不好，打零工也做不下来，结果陷入抑郁状态或时常惊恐，进而出现自伤行为，不得不回到母亲身边。母亲仿佛早料到这样的结局："果不其然，没有我在身边，不行吧?"半是炫耀半是叹息，于是试图再控制女儿，新的循环开始……

❖ 患有痴呆综合征的老母，辞职尽孝的儿子

"我要护理母亲。"独身的儿子（52 岁）头脑一热，辞去了在工厂的工作。可护理患有痴呆综合征的老母，不是光凭热情就能胜任的。由训斥老母

发展到动手，最终不得不申请由护理保险支持的上门护理、家政服务。不得不依赖护理家政工，儿子又悔恨自己的无能，不知不觉间，自责、懊恼的情绪发泄到护理家政工身上，认为其上班就是为了磨洋工。于是随时监视、仇恨护理家政工，以此来维持对老母艰难的爱。在儿子看来，护理家政工就是丑恶现代社会的象征——一群伪君子。老母倚仗亲情，对儿子愈加肆无忌惮，护理家政工更是不可或缺。于是自责、懊恼……循环往复。

❖ 患有精神分裂症的儿子，执着于自我肯定的父母

儿子不出家门已经十多年了，实际上是精神分裂症。之前父母曾单独去精神科医院咨询（儿子坚决拒绝就诊），医生告知"应该是精神分裂症"。父母问能否治愈时，医生回答"最好有思想准备，这个病是一生治不好的"。父母显然受了刺激，坚信精神科医疗于事无补，于是十多年来都拒绝接受现实。

拒绝让儿子接受治疗父母也有自责感，唯有更加拼命照顾儿子，并视其为为人父、为人母的使命、存在意义。仿佛为了打击父母的一厢情愿，儿

子整天在妄想中大吼大叫，做出各种奇奇怪怪的举动。父母被拖得身心俱疲，有时也想放手，心想要是儿子去住院了，家里该多平静、多幸福啊。可是出现这样的想法，不就等于多年的努力付诸东流了吗？医生肯定也会批评为什么不早点送来，那也太难堪了。还是老两口拼着这两把老骨头继续跟儿子磨，要不他也太可怜啦。挺起腰杆继续当好父母吧，新的一轮循环开始……

相互依赖为什么会牢牢相扣

❖ 人是受不了摇摇欲坠的

相互依赖的景象，夸张地说，简直就像万劫不复的十八层地狱，没有救了，唯有长叹息。对这样的案例，即便想介入，十有八九也会徒劳无功。为什么呢？因为这种闭环状态就是稳定的地方。

因为闭环，所以稳定，循环往复。如果不稳定，一定会出现破绽、缺口。

稳定倒是稳定，可是低水平的稳定，未必健

康。旁人都会忍不住叹息："那样的相爱相杀，算什么呢？"责任感强的支持者，会努力提升其稳定的水平。这需要先打破低水平的稳定，再进行重塑，向高水平稳定推进。

可人都天性脆弱，受不了摇摇欲坠的不稳定状态（就像寄居蟹没有了寄居的螺壳一样），即便只是短时间的。饶了我们吧，我们就不动弹了。

即便明白应该追求高水平的稳定，可摇摇欲坠的过渡期是会让人眩晕的呀，还是让我们安于现状吧。这也是世态常情。

❖ 远佛不如近鬼

人啊，对不幸也会习以为常，尽管这听起来有点不可思议。如果不幸持续，人是会勉强自己去适应的（更是不得不）。宽慰自己、欺骗自己、给自己找理由，劝自己事情就是这样的，勉力去接受不幸的现实。这种状态持续下去，就会产生熟悉、亲切的感觉。

内田树（1950— ）先生曾亲口告诉我"远佛不如近鬼"这个谚语。远佛虽好，可不认识呀，难以亲近，让人心生畏惧；小鬼虽坏，相处久了，也容易被其无拘无束、自由自在的天性所吸引。这就是"小人易近，圣人让人心生畏"，道出了人性的弱点，习惯不幸的心理也与其相似。

要从维持现状的轨道中脱身，需要有相当的勇气与毅力。想想隆冬时节的大清早，要在睡意正酣和严寒中钻出被窝，是需要相当的毅力的，而摆脱现状需要的毅力，更是其 10 倍以上（也许）。有不满、不安，也知道不正常，可要脱离现今的生活轨道，还是太费劲、太麻烦了。这就是他们的心声。"怕麻烦"也是滋养不幸的养分呢。

❖ 也是自我肯定的源泉

相互依赖还有更积极的"益处"。相互依赖一般被视为依赖方与被依赖方的组合，被依赖方一直付出，相当辛苦，但被依赖、被需要也体现出"我的存在价值"，是自我肯定，这无疑满足了被依赖方的认可需求。

这是很大的益处。生之不易，不可枚举，但最不易的莫过于"谁也不需要我"这种自怜了吧？最残忍的伤害莫过于反复被贬损"你在这个世上一无用处，谁也不需要你"，被伤害方是可能因此被逼入穷途的。"被需要"的感觉如此重要，对在出生、成长过程中曾经历某种不幸的人来说，相互依赖几乎就像吸食鸦片一样，让人欲罢不能。

如果想活生生切断相互依赖，将一方解救出来，依赖方会感受到危机，无所适从；被依赖方则可能丧失自我认同、自我肯定感，仿佛被剥夺了自我一般。所以，他们对支持、介入抵触也是事出有因。

❖ 不幸也甘之如饴？

相互依赖带来的不幸，还可能引发优越感或不可思议的充实感。"你知道我吃了多大的苦吗！"这样的台词，有几个敢迎战？想来没有支持者会跳起来说："开什么玩笑，我才更不幸呢，要比一比吗？"不幸仿佛成了勋章。将不幸视为在世间的容身之地，也算是生存智慧之一。在相互依赖的循环往复中，面对一次次似曾相识的场景，是不是也会滋生出一种奇妙的陶醉感呢？就是对不幸也甘之如饴了。对不幸甘之如饴，既是人韧性的表现，也是人脆弱的地方。

相互依赖难以摆脱，可相互依赖的关系不自然、不健康，会给人带来压力，引发愤怒，让人陷入抑郁。激烈冲突的反复出现也让人疲惫不堪。饶是如此，双方也不愿拔脚上岸。

❖ 支持者要警觉了

意外的是，支持者也容易陷进去，成为相互依赖关系中的被依赖方。

支持者努力帮助当事者自立，潜意识中却希望他失败，重新依赖自己，并由此而获得满足感。即便支持者是真的在帮助当事者，在他人看来，也无异于沦为相互依赖的一方。这不是玩笑话。

在支持者中，不乏在出生、成长过程中遭遇不幸的人，他们特别希望为他人纾困解难，并视之为自己的使命。这样的动机很高尚，但稍不注意，就可能泥菩萨过河，自身难保。

如何应对相互依赖的案例

❖ 首先告知是相互依赖

相互依赖是维持在一种稳定状态，且持续发挥作用的情形，要介入自是难上加难。那是人性弱点的集中体现，让人几乎无从下手，可放任不管又于心不忍。

支持者可以先告诉当事者："你们是相互依赖状态。"并说明其心理机制。当事者也许嘴上会说："是吧。"内心却未必会力图改变。即便这样，支持者也一定要告知这种互动模式是不健康的，不要带谴责、批评的口吻，而应予以共情。

然后可参照前面有关开放式结局或案例分析会的内容。不能着急，要知道欲速则不达。

❖ 稀释"浓度"的方法

在相互依赖关系中，双方关系太密切也是一大问题，可以稀释其"浓度"。理论上说，依赖（依恋）的对象每增加一个，其"浓度"就减半，尽管不能期待完全起作用。比如可以增加依恋的人或热衷的事物，双方的互动就不会那么密切了。也可以邀请其参加患者家庭协会或者去日间康复中心。

支持者越真诚、热心，与案例的互动就会变得越密切，就越有变成相互依赖的危险，从而丧失心理的从容。双方的互动缺少距离，就容易陷入僵局。而支持者原本是为了介入，却根本没有帮助稀释其人际互动的浓度。所以，支持者一定要及时退后一步，恪守自己的立场（客观的第三方）。介入，就是"掺水"，让相互依赖的双方关系变得淡薄一点。

❖ 可以从循环中脱身吗

相互依赖难以终止的另一个原因是如前面所说的循环往复。同样的情节、场景反复出现，让人难以脱身，在痛苦的同时又有某种陶醉感。就像有什么旋律萦绕心头，不断在耳边响起（就是耳朵虫，Earworm），大家都曾有过这样的体验吧。

因为依赖（依恋），所以难舍难分。除非有什么强有力的动机，否则是难以从相互依赖中真正脱身的。支持者能否提供强有力的动机呢？

实际上，相互依赖也难免有受难、拯救的色彩（被依赖方会不会觉得自己是在积德呢，因而也容易以之自我肯定），要让双方摆脱相互依赖（支持者的角色近乎恶魔），效果多半会适得其反，以失败告终。

这就只能求之于开放式结局或案例分析会了，

以此让案例有个节点。对被卷入相互依赖的无助的老人、孩子，则应视其为虐待案例的当事人，支持者要积极地应对，帮助他们申请人身保护等。

当事者不痛苦，就可以等闲看待吗

❖ 只有支持者在烦恼？

一般来说，一个人难不难受自己是知道的，但在我们应对的案例中，不乏当事者（准确地说是求助者）似乎并不难受的情形。

支持者为其状况担心，当事者却没感到有什么不妥，更没觉得需要改变现状。相互依赖的案例是这样，一些自暴自弃的人、有自杀念头的人也可能这样。

不少精神出问题的人（包括患有痴呆综合征的老人）真的会要求"别管我"，拒绝支持者。即便痛苦、难受，那也比他人介入强。

只有支持者在烦恼的案例不少，具体来说：

◇ 支持者在担心，当事者却完全没有显露出感到难受的样子，那当事者究竟是否难受呢？

◇ 当事者没有觉得难受，该怎么让他认识到"安之若素不正常"或者"你应该寻求帮助"呢？

◇ 当事者没有觉得难受（甚至拒绝支持），是否该放任不管呢？

下面来具体探讨。

❖ "我不难受"的具体应对

首先来看当事者是否在难受的情形。

当事者嘴上说别管我，实际上却发出求救信号，也许是难以求助（大多受先入为主或错觉影响）。这就需要重新判断当事者是否在难受了。

也有的当事者缺乏综合分析、认识现实的能力，就不能把当事者说什么都当真了（也许该尊重其意见）。

其次来看该怎么让当事者认识到情形不正常呢？

作为日常工作的一环，支持者一定要诚恳告知当事者，"你的认识是错误的"。即便当事者多半理解不了或难以接受，也可能感受到支持者的诚恳、好意，因此该告知的还是要告知。如果毫无效果，该放手到什么程度呢？前面讨论过开放式结局的。

最后来看是否该放任不管呢？

该放手到什么程度，既是伦理的问题，也与支持者的职责范围相关。是该视为"不难受、拒绝接受支持，正是当事者病态心理机制的体现"，从而积极（或者强制）地介入呢，还是应该尊重当事者的意见？这是两种认识、态度的对决，比法律上是否有责任能力、判断能力更微妙（相互依赖的人，在日常生活中基本上具有责任能力、判断能力）。

这样的判断不是一个人可以做出的，还是交由团体（也即案例分析会）来讨论、判断、决定，大家共同承担责任吧。

❖ 自我保护的方法

除非是涉及老人、孩子的虐待案例，即便召开案例分析会，也不会有统一的方针、办法，都只能个别处理。我倒有一个大胆或者莽撞的提议，就是在讨论结果出来之前，支持者先保护好自己。

如果当事者死亡或出现其他意外，一定会有人（比如媒体、律师、不知一线为何物的管理人员）出来谴责支持者怠慢、失职，等等，并一一核查基本的工作是否做到位。支持者知道那些所谓基本的工作，即便做了也毫无裨益，因此多半没做。这是一线人员的常识，大家都知道。

但专门来挑刺的人可不同，他们会大惊小怪。"那样基本的事情都没做吗？"对这样的诘责，我们是无可辩驳的，我们会毫无退路。

为避免麻烦，支持者一定要把基本的工作做好、基本的程序走了，不要犯专业人员容易省略、忽视的错误，然后再提交案例分析会。自我保护不是卑怯，也不是耻辱。

再谈关键词：选项

现在再来讨论一下前面探讨过的关键词选项，与前面提到的"是否该放任不管呢"有关，是一位老妇的案例。

❖ 就想在榻榻米上寿终

那是上世纪 90 年代前期的事了，当时日本还没有实行护理保险制度。机缘凑巧，我正好成为那位老妇的主治医生。

束手无策时的处方笺

老妇因身体疾病而长期卧床，独居，没有任何亲人，但头脑清醒。因她稍微有点钱，自有住宅，所以也不能申请福利救济。虽是独门独户的自有住宅，居室却狭窄、老旧。房子是木结构的，到处都有缝隙，四面透风，屋顶漏雨，居住条件非常恶劣。老妇就一个人在那样的房子里静养。那时也没有由护理保险支持的上门护理和家政服务，只是由福利员①、邻居、保健师轮流照顾。

老妇猜想自己不久将寿终，总是告诉大家想死在家里，死在榻榻米上。是啊，不论房子多窄小、多破旧，好歹是自己的家，有爱恋、有从前的记忆，老妇的心情可以理解。

老妇已经是卧床不起的状态，按说应该接受相应的治疗，可她特别讨厌冷冰冰的医生，拒绝一切医疗，总是放言"别管我"，还说有不接受医疗的权利。

那时正值隆冬，室内点上暖炉也抵不住从各处缝隙吹进来的寒风，是真冷啊，何况老妇还是病

---

① 指日本受厚生劳动大臣委托，为当地居民提供福利咨询、支持的志愿者。

人。从她的身体状况来看，能不能熬过那个冬天也很难说。我和保健师都建议她至少冬天去住院，顺便做做检查、治疗，可她完全拒绝，坚持要死就死在自家屋子里的榻榻米上，说那是她的夙愿，让别搅和。

❖ 真的可以放任不管吗

如果那正是老妇所愿，无疑应该尊重其选择。可这样做真的对吗？如果真的尊重她的意愿，说不定谁哪天早上去，看见的就会是她在榻榻米上冻得硬邦邦的样子了，也许就在几天后。

因此我对是否尊重老妇意愿不无犹豫。如果真的按她的话做，总觉得哪里落下点什么。

思前想后，犹豫再三，我真是进退维谷。是尊重她的意愿，让她在自己家里冻过那个寒冬，还是强制性地把她送进医院，在温暖的病房里静养，同时接受身体疾病的治疗呢？我必须做出选择，而且得尽快。即便召开案例分析会，想来也得不出什么结论，我必须做出决定。

这也不像掷硬币，可以看正反面做选择。无论做出什么选择，都必须有根据、理由，否则我心里会不安，也是对她的不尊重。我思虑再三，突然福至心灵，做判断的关键不是选项吗？

❖ 她是没做选择吧

老妇声称讨厌医生，拒绝医疗，为此也厌恶住院，仿佛要是不幸死在医院里，做鬼也不会放过送她去医院的人。那确乎是她的意思，他人没有践踏的权利。

可仔细想一想老妇的话呢？一般来说，做判断总会有相应的程序。首先会确认有多少个选项，再收集、寻找各个选项的相关信息，最后再比较、评价，做出选择、判断。老妇的情形又如何呢？

老妇嚷着讨厌医生，也是事出有因。她十多岁时（近 70 年前的事了），腹痛去医院看病，遭遇了不愉快，结果这成为她的心理创伤，继而演化为讨厌医生。

可那是很久以前的事了呀。日本大正时代（1912—1926）的医生，也许威严十足的人不少，那时医生的态度、医学的伦理无疑也与当今迥异。将 70 年前的景象套在当今，声称讨厌医生，是不是与现实太脱节了呢？

医院的氛围、舒适性早已今非昔比。很明显，老妇的判断是根据错误的先入观做出的，而我对当今医院的环境是了解的。

我无疑可以以老妇的幸福为前提，让其住院。这样的选择更好，甚至是最好，并没有不尊重其意愿的意思。也许有人会说这是父权思想在作祟（父性的爱：听父亲的话没错！别再说东说西啦，父亲说什么就是什么。就是以前父权时代的亲子互动方式。也即有一厢情愿，将患者当作孩子看待的意思），应该告知老妇当今医疗的状况，并争取其理解。

那样的想法很好，可在现场却无法施行。跟老妇讲，她不会听，要是不管不顾在旁边絮絮叨叨，还可能被逐出家门。谁讲都没有用。时间也紧迫，无法去慢慢介绍、劝说了。

◈ 我应该没有做错

结果，我让人将老妇连被子、褥子一起抬到了医院，是强制送进去的。在运送途中，老妇对我是指名道姓地骂呀。后来怎样了呢？

老妇没能挺过那个冬天，在医院咽下了最后一口气。她没能实现最后的愿望："在自家榻榻米上寿终"。是我剥夺了她在家里寿终的权利，在这点上我有负于她。

可老妇一旦入院，也惊讶于病房良好的居住环境，似乎还挺享受的。医护人员态度和蔼，照护尽心，还尽量帮助缓解其疾病带来的痛苦。住院期间，她似乎还交上了男朋友。

到最后她也没再骂我，至今我也没碰到她变成鬼来骚扰我，可以说结局皆大欢喜。

我的判断方法也不能说完全没有问题。我自信于选择了最佳方法，至少有意识地运用了关键词选项，从而捋清事态，决定行动方向。在此想强调的是，有选项，就多一项选择，这也是我写下这位老妇案例的原因。

患者的本意是什么

❖ 委托民间的急救护送

前面将老妇送去住院的案例涉及隔离、束缚、强制住院的问题，如果展开讨论，内容足以写成一本书。在此不深入探讨，而讲一讲从一位安保人员那里听来的话。

患者出现幻觉、妄想，高度兴奋，却怎么也无法送去住院的情形不少。靠家人的力量是无法将其送到医院的。在日本，如果医院判断就诊即住院（医学强制住院），是可以请求民间安保公司进行急救护送的。

也即只要满足法定条件，民间安保公司是可以提供患者强制运送服务的。这涉及人权问题，在法律上颇为微妙，也算是一种不得不有的"恶"。至于运送费，因公司的不同而不同，金额高的据说一次可达数十万日元。

想想患者正在大喊大叫，极度兴奋、闹腾时，房间里突然闯进几名彪形大汉，将其带上车送到医院。当然，这是在家人、其他相关人员无论怎么劝说都无效后进行的。

❖ 怎么开口的

有一次碰见一位实际执行强制运送患者服务的安保人员，我问他："你进入患者房间，开口第一句话是什么？"

他的回答让我大感意外，竟然是："我们来帮你了！"话说得中气十足，威力十足。患者一般都会浮现出莫名所以的表情，然后乖乖听从指示。这究竟是怎么回事呢？

患者可能早预料到这样的结局，只是时间迟早的问题。即便深受幻觉、妄想之苦，他们也具有冷静判断、预料事情的一面，彪形大汉的出场，也在预料之中。

也许在他们的想象中，彪形大汉出场时应该说的是"别折腾，别乱动，听话"之类的吧，实际上说的却是"我们来帮你了"。

患者心里肯定在嘀咕，"才不需要你们帮助呢"，但也被"我们来帮你了"这句话震住了。患者也许不乏真的想得到帮助的心情，也或多或少明白再反抗、闹腾也无济于事。于是正好借此下台阶，让安保人员帮助自己，跟着他们走。

◈ **事情有表里**

在此，我想说的是，与有精神疾病的患者互动时，一定不能只关注事情的表面。

表面上看是安保人员强制送走的，焉知患者内心不正期待这样的结局呢？早就想放弃了。要是直接听从家人、医生的意见，乖乖地去住院，那自己一直以来的苦恼、不管不顾的行为不就失去意义了吗？不会误解自己的烦恼吧？不会看轻事情的严重性吧？不折腾一番怎么说得过去呢？

于是安保人员的"我们来帮你了"说得正是时候。我们欠缺的正是没有抓住时机，也没有洞察到患者的本意。

如果只是就事论事地谈权利、强制什么的，却忽略患者的本意这样微妙而重要的因素，事情又会怎样呢？

拒绝吃药该怎么办

❖ 不能一概而论

经常有支持者（尤其是上门服务的护理家政工）问患者拒绝吃药该怎么办。无论怎么劝说、催促，患者就是不吃。也不能捏着他的鼻子强行灌下去呀，该怎么办呢？

对这个问题，支持者是希望得到简单的、立刻就可发挥威力的一言半语。他们希望跟患者一说，患者立即就同意并服药，他们是想要有魔法的语言。

遗憾的是，没有这样的语言，否则早就在全日本流传开了。那具体该怎么办呢？

这个问题是无解的。我倒想问支持者："那个药，为什么必须服呢？"先搞清这个问题，才能再谈别的。

❖ 是让医生做主，还是耐心守候

如果绝对必要，即便强制也得服用，尤其是抗精神病药物。拒绝服药也可视为症状的表现之一，那就不是护理家政工凭技巧、努力就能应付得了的。该住院的住院，必要时可静脉注射或肌肉注射，或者混在食物里服用（比如利培酮，Risperidone），这是医生该考虑的问题。

如果不是必须服用的药物，但最好还是服用，又该怎么办呢？先搞清这一点，想来护理家政工的压力就会小一些，心理也容易变得从容，患者也容易受到感染。

也许患者虽然难受、痛苦，却未认识到服药是缓解痛苦的手段，没有将两者联系起来。结果患者、支持者都困扰。

这就需要支持者注意观察是否有这样的情形，并耐心守候，也许什么时候患者就服药了呢。要有长期作战的心理准备，坚持双方心灵之间的交流、互动，相信终有一天会开花结果的。

对拒绝服药的问题，一定不能完全就事论事，一心想怎么让患者服下药去。要有质疑必需服药的勇气，又要有引导患者将服药与治病联系起来的耐心（或者心理准备）。

当患者拒绝服药时，支持者脑海里会浮现出相应的选项，就算登堂入室了。

精神出现问题是什么意思

优先顺序的问题

❖ 重新定义"精神出现问题"

有时人们会说"精神出现问题"了，比如遭遇情绪不稳，思维欠缺理智、不合常情，丧失现实性，顽固等情形，这是一种委婉的说法。也即等于精神生病了、脑子坏了、性格怪异等，但那具体是什么意思呢？

询诸众人，大都回答是"精神的疾病，就像电脑坏了一样"，或者"性格不正常"等。只不过换了一个说法，意思还是一样。看来有必要明确定义"精神出现问题"，否则一听这话，就可能引发人们的厌恶、回避，甚至歧视等否定情绪或看法。

对"精神出现问题"，我是怎么定义的呢？

所谓精神出现问题，就是处理事物的优先顺序与通常的判断、认识不符。

关键词是优先顺序。

❖ 情绪反应也有优先顺序

比如有人跌入悲惨、痛苦的境遇时，会出现悲伤、情绪低落、无助感等情绪，也有人容易出现悔恨、愤怒、自我厌恶等情绪。每种情况都有与之相应的情绪，这也是大家通常的反应。

但在悲伤的场景里，有人反而变得情绪高昂（比如葬礼上出现躁狂状态）；或者出现解离症状；或者攻击、谴责无辜的人；或者直接陷入酒精、药物里去。这些都是精神出现问题的表现。

一般人不会出现这样的表现，毕竟会给周围人带来麻烦、困扰、不快。如果不是情不自禁，多半会自我控制，至少那些反应、行为在优先顺序上属于垫底的了。

❖ 无关妄想的有无，而是其优先顺序

出现妄想时，不论其内容如何，我们都不管它，照常作息，就不会成为任何问题了吧？患者有权这样选择，但事实是鲜有人能做到。妄想中最多

的是被害妄想。妄想膨胀到一定程度，患者迟早都会报复"敌人、加害者"，或者向警察检举、向社会控诉。

对患者来说，被害妄想的内容绝对真实，他们满脑子想的都是那些内容，不得不除之而后快，所以会去检举、报复。是否是过度解读了？是否是错觉，那个人真的是加害者吗？诸如此类的疑问已经被压到意识的深处。这是意识的优先顺序问题。

假设日本的一位餐馆老板困于妄想，在餐馆四周的墙壁上贴满"NHK（日本广播协会）正在发射有毒电波，攻击人的身体""NHK 蛊惑人心，不得征收视听费"等标语，试想谁还会去那里吃饭呢。即便对 NHK 不满，也不能做出让吃客退避三舍的举动来呀，否则就是脱离常规，丧失现实性。这也可视为行为的优先顺序问题。

精神出现问题，是可从优先顺序上一窥端倪的。

❖ 优先顺序稍有差池，就可能显得怪异

为什么会提出优先顺序这个关键词呢？因为优先顺序是一个中性词。

"精神出现问题"这样的表达多少都带有否定、负面的意味，一听说有人"精神出现问题"就皱眉、耸肩也不足为奇，甚至支持者也可能心生畏惧。

如果说是事物的优先顺序偏离通常的判断、认识，就更容易接受了吧？也不会让人感到强烈不安或出现其他强烈的情绪反应，从而得以冷静、淡然处之。

还想指出的是，一旦优先顺序出现偏差，人就可能显得怪异，这也是不争的事实。

比如前面说的餐馆老板，因为妄想受到电波攻击，所以在餐馆墙壁上贴满控诉标语。其实，老板可能是位不折不扣的大厨，经营手腕也无可厚非，只要不是谈到电波，与吃客谈笑都没有问题。可因为想将被害妄想（控诉）诉诸世间，那成为他的头等大事（优先顺序第一），他就被视为精神出现问题了。"他脑子出问题了，躲着点吧。"世上的人大多会这样说。

❖ 人格中的大部分跟你我一样

在给上门护理家政工的讲座上，有人问与有精神疾病的患者初次见面时，该怎么做。或者说为精神出现问题的人提供支持时，初次见面该是什么态度、该说什么；双方可以交流吗？内心总不免惴惴呢。

护理家政工的心情可以理解，能坦率地说出来，更难能可贵。那答案呢？就是通常的问候，足矣。如果是精神分裂症，也许难以条件反射般地回以问候，让人觉得受到怠慢。如果是严重的抑郁症，则可能回以问候都千难万难。但没有人会因为被问候而突然暴怒或大叫大嚷的，这点不用担心。问候会自然而然进入患者心里（因为幻觉、妄想而处于兴奋状态，或者觉醒水平低下的又另当别论）。

这是为什么呢？因为除妄想、幻觉等相关症状外，他们人格中其他部分的优先顺序大多未发生错乱。即便深陷妄想，但希望天气不冷不热，浴缸宽敞、清洁，肚子饿了有可口的食物吃，被褥蓬松干燥而不是湿乎乎的，这些理所当然的愿望，与你我并无二致。

❖ 普通话题反而安全

一般的问候或交谈，比如谈天气、年节活动（如奥运会、圣诞节、盂兰盆会、新年）等应该没有问题，或者聊熊猫也可以。即便他们意识中优先顺序与常人有出入，对这些话题的认识、感觉还是与我们相通的。如果一不小心谈到棒球、政治什么的，则可能因支持的球队或党派不同而发生冲突，但谈天气、年节活动、熊猫一定不会出问题。

一般的问候或交谈的话题是中性的，刺激性小，即便是精神出现问题的人，认识也基本与常人无二，因此是安全的，聊起来也方便。注意话题一定要普通、刺激性小，容易引起共鸣，而任何自作聪明的言语或有趣的话题都可能招致不必要的麻烦。

❖ 不要惊吓到患者

说到初次见面，有人担心患者会不会突然使用暴力呢？

一般不会出现那样的情况。如果这个念头怎么也挥之不去，那就记住：尽量不要从正面直接接近患者。

患者使用暴力，多不是因为"看见你这家伙就烦，揍你！"，或者"嘿，你就是偷装窃听器的那个家伙吧，绝对不饶你！"而是出现错觉，以为你在攻击、强迫他，是为了自我防卫而出手的。不小心从正面接近患者，就容易引起这样的错觉。他们会害怕，以为受到攻击。

也许有人会问，有的民居门口那么狭窄，双方一照面可不就是正面接近吗？是啊，也有那样的情形，但也可以避免突然接近，或者稍微侧身一下，先打声招呼："我进来啦。"

孤独使人心发狂

❖ 思维容易失衡，陷入极端

确实，内省深思宜独处，可孤独太过，就像服药过度一样，也有危害性，即容易滋生精神问题或使之恶化。

所谓孤独，就是陷入主观世界，因为欠缺客观性，情绪、思维容易走极端。夜半三更，独居斗室，不免诗兴大发，下笔如有神助，仿佛不世之作横空出世，焉知天明一看，无论是内容还是语气，都够让"大诗人"赧颜的。妄想、扭曲的思维，在孤独中也同样会极度膨胀。

在孤独中，即便以为冷静、合理的思维，也可能失衡，变得极端，下面来看几个例子。

◇ 抑郁症。患者表面上与他人心灵相通，实际上却完全处于精神上的孤立状态。孤独、无助，加上由抑郁症引发的负面思维，更容易想偏。即便自以为是冷静的穷思默想，都可能将自己逼上绝路。

◇ 精神分裂症。患者在定期门诊中重新出现症状的征兆之一是失眠，大多经历"未坚持服药→失眠→深夜在孤独中穷思默想→妄想活跃→失眠、情绪不稳→妄想勃发"这种恶性循环的模式。即便没有失眠，昼夜颠倒的生活作息也容易让人在孤独中丧失自知力（客观审视自己的能力），这也是心理的不健康状态。

◇ 相互依赖。如前所述，相互依赖持续加深，以至于双方融为一体，一起孤立于世间，而且都想让对方完全按自己的思维行事。双方密不透风的关系，让客观的第三方难以进入，成为不健康互动的根源。

◇ 人格障碍。有人格障碍的人的认知与世间其他人的认知存在抵触，也即他们处于精神上的孤立状态（像他们那样感知、思维的人毕竟是少数）。他们容易坚信自己是正确的，而且一以贯之。由于缺乏客观性（自知力），他们更容易相信自己站在正义一边，肯定自己，从而与他人冲突不断。

❖ 保持接触本身就有意义

支持者坚持与患者互动，仅这一点，就足以让支持者自我赞许，因为这有利于缓解患者的孤独感。

支持者有时不免哀叹，做了这么多，却没见任何成效。其实仅仅是保持接触（即便没看见患者，只在门上留下纸条）也自有其意义。也许从患者的言行、日常生活的样子看不出任何变化，但患者也可能因为什么支持或偶然的契机而出现变化，成果不一定肉眼可见，但一定存在。

在精神科，很少有只要做了、努力了，问题就得到解决这样的好事，基本上都是多个因素共同作用，再加上静待时机成熟，说不定在某一天就开花结果了。变化一时未出现，也并不意味着失败。

即便没有出现变化，也要坚持下去（有点乐观）。如果缺乏这样的认识，做我们这一行的，就很容易陷入"做什么都是白搭"那样的虚无主义里去了。

精神视野狭窄

且不论从医学上看是否有病，单是精神视野狭窄就容易被视为精神出现问题。精神视野狭窄容易使优先顺序失序，下面具体来看。

导致精神视野狭窄的因素包括：极端的先入为主；信息、想象力的欠缺。

❖ 固守狭窄的精神世界

首先，先入为主陷于极端。耽于妄想的人，不论周围人怎么劝说，都不会从妄想中走出来。只通过妄想这个"镜头"看世界，视野会变得狭窄、扭曲。性格有问题的人，也绝不会抛弃先入为主这个"镜头"。先入为主陷于极端，几乎就等于自我孤立（处于孤独状态）。

精神视野狭窄，接收的信息就少。一般人会发挥想象力，弥补信息的不足，但精神视野狭窄的人不会，他们反而怕视野扩大。视野扩大，就不得不改变认识，甚至否定自我，各种烦心事、困难事也会接踵而至，他们就受不了了。因此他们顽固地缩小视野（缩小自己的世界），以此获得安心感。我们会觉得那样做不是本末倒置吗，但精神生病的人往往会往错误的方向想。

❖ 陷入恶性循环

视野狭窄，看不见的地方、不了解的地方就多。世界愈加变得难以捉摸、充满危险。患者不得不战战兢兢、如履薄冰。很多事情也会超出他们的理解范围。这样的世界会让人变得更加顽固，视野愈加缩小。

至少应该充分了解目力所及的世界吧？可精神生病的人，就是耽于这样的恶性循环，或者说是作茧自缚。

有时对患者的言行、态度实在无可奈何，一想到"这不是精神视野狭窄所致吗"，心里就会轻松不少，至少我会这样。有了精神视野狭窄这个视角、关键词，就可能瞬间看透事物的本质而变得释然。

受不了不确定性

❖ 精神脆弱的共同点

精神容易生病的人易被说成"精神脆弱；感情太纤细、太敏感了"。不免有人会鼓励他们"坚强一点；勇敢一点；做自己就好"。这样的说教听起来似乎有理，但也总感觉是迟钝、不通情理、自以为是的人在大言炎炎，实在不敢苟同。

在我看来，精神容易生病的人都有一个共同点，就是忍受不了不确定性。受得了不确定性的人，似乎确实有迟钝、神经大条的一面，但事情还有另一面。

事实上，我们的日常就是如水东流，"一往无前"的，不会对我们的心情、意愿"稍假辞色"。有成就感、充实感是稀罕事。即便勉力而为，成果也未必尽如人意。我们的日子就是在这样的温吞水中延续的。

什么波澜万丈、豪气干云、快意恩仇，与真实的人生毕竟相去甚远。能否在日复一日的单调、枯燥中发现小欣喜、小确幸、小美丽，让我们的内心得到滋养，想来就决定着我们人生的幸与不幸吧。

❖ 撑过尘埃未定的日常

即便没有亟待解决的问题、冲突、经济困窘，我们的日常生活也总是压力不断。不论是工作、生活，都鲜有尘埃落定的时候，这比努力没有回报更让人焦心。

家庭主妇用心烹饪、打扫，家人未必会注意到，或从内心感谢；在公司认真工作，薪水未必会涨，也许年终考核上会有所反映，但大概率是被忽视；实现营业目标、新的项目上马、商业谈判等成功与否一目了然，但一路走来的旅程长之又长。

我们总是在反馈不足、没有反馈、前景不明，甚至对努力的意义都不甚了了中默默度过每一天。有时会想偷点懒也没有关系吧，更多时候则是相信踏踏实实地努力，结果肯定会不一样。

我们能度过如此庸常的每一天，不是因为我们迟钝或神经大条，而是我们有心理的从容、豁达，有过成就感，或者通过与他人的交流、听闻他人的人生，我们从中获得了勇气，支撑我们前行。

❖ 认死理让人生之路越走越窄

精神脆弱的人却难以忍受这样平淡、不确定的日常，对之毫无忍耐力。没有结果，立马变得不安、焦躁，甚至开始疑神疑鬼，出现被害意识，或者变得有攻击性、抑郁，出现妄想。

说得好听一点，他们是缺少变通、不太阳光、太一板一眼了，受不了前景不明、尘埃未定，更无法静候云开月见。

性急，穷究前因后果，思来想去，将自己逼入死胡同。就是出现妄想，也可见急就章的痕迹，形骸可能完整，内容却似是而非，不合情理之处不少。

听气势汹汹型"魔患"嚷嚷，我总有一种似曾相识的感觉，就像整天吃快餐，缺少营养、不健康一样。

自尊、固守、被害意识

行医经年，我发现人心的弱点不外乎自尊、固守、被害意识三点，犹如阿喀琉斯之踵。一个人感觉心理上受到伤害，或是感到焦躁不安，问题多半都出在这三个软肋上，下面具体来看。

❖ 自　尊

自尊似乎与人格等同，尤其是关乎一个人的清白时。

而"沦落"到需要支持者这件事本身，就让不少患者的自尊或多或少受到伤害，有的甚至从一开始就敌视无辜的支持者，将无助感、自怨自艾转化为对支持者的恨。支持者如果心变大一点，气度雍容地对自己说"这样的事儿，谁说不会碰到呢"，无疑是明智的。

我个人认为，面对痴呆综合征的患者，尤其应注意自尊这一因素。要尊重其自尊，别让他们感到难堪，即便他们看起来对外界已经不闻不问、无动于衷了。

他们有时可能撒谎、装傻，那不是他们心眼儿坏或出于恶意，而是保护自尊的拙劣表现。我们在生气之前，应想一想那是否为"无助的人为保护自尊而出现的不当言行"。对痴呆综合征的案例，始终应注意自尊、不安感的问题，详见后面有关痴呆综合征的内容。

❖ 固 守

有时我们会评价一家拉面店不愧是老店，赞扬其"不马虎、专一、坚持"，固守一直以来的做法。

但固守还有另一个作用，如在前面有关精神视野狭窄部分所述，会让世界变窄。世界变窄，事情就少许多，也容易应对，理所当然，紧张、不安也得到缓解，就像井中之蛙压力会小一些一样。

固守某事、某物时，就看不见其他。即便是重要的事项，也会视若无睹、置之不理。如果有人问，"你就专注于这个，对其他事不管不顾，行吗？"猜一猜，患者会怎么回答？"现在没有心力顾及其他呀。"这是他们的生存智慧，也是其病态心理机制的体现。

我们每个人的烦恼、亟待解决的问题都一大堆，可最让我们烦心、畏难的还是纷纭复杂的小事。纷乱的事一多，让人不知道该从哪里下手，就是想一想都头疼、郁闷。要是一件大事，反而会让人沉下心来，顽强应对（或者直接放弃）。这是我们面对大事小事的一般心理。

对纷纭复杂的小事，也有应对方法，就是"固守→精神视野狭窄→眼前的世界变小→问题变少、变得简单"。

同样，也有支持者会固守自己的做法，对其他方法不屑一顾。坚信自己的方法是最好的，一旦行不通，就可轻而易举放弃，"已经无能为力了；再做也不会有效果；不是我错了，是当事者不好"。精神视野狭窄，事情就会变得简单，尽管在固守的同时，也隐隐约约知道是在自我欺骗。

❖ 被害意识

人本就容易自怨自艾。是命么，或是世事本就如此？人置身其中，总是身不由己啊。"为什么偏偏是我？为什么那个人处处好运？不公平！老实肯干的人没有回报，世道不古啊。"诸如此类，我也会这样想的。

如果只是偶尔心怀不满，不会成为什么问题，可一旦不满膨胀、心为之所获，被害意识就会冒头。也许不完全是空穴来风，可在孤独中，被害感会被反复咀嚼，越来越升级，最终滋生成妄想也不是没有可能。

被害意识还容易与懊恼、焦躁为伍，比如"一点不理解我的心情；怎么辩解也只当作小心眼、抱怨"。如果患者受困于被害意识（或者妄想），就让他将被害内容，还有不满、懊恼一股脑儿说出来，抱怨个够吧。

结果，十有八九，患者会问："要是你遇到这样的事儿，也会生气、愤怒吧?"支持者可以这样回答："我肯定会很气愤，不过，要是一直气下去，就显得气量未免太小了，还是在一定的时候适可而止，那样才优雅。"

从我的经验来看，不少人对"优雅"这个词相当感冒，意外吧?

自我的陷阱

❖ 自我形象模糊的人

前几天看一本社会心理学的书（菅原健介，《人为什么会感到羞耻》，科学社，1998），书中对"自我"的解释很精当，立即就摘抄下来。书中所谓自我，就是"由特定的性格、生活方式、思想信念等构成的自我形象，且确信自己就是以这样的形象立身处世的"。

说得真好，所谓自我就是对自我形象的一种确信。

世上不乏对自我形象并不确信的人，自我形象模糊、自我存在感稀薄的人也不少。

❖ 不论什么自我形象，有总比无好

缺乏明确的自我形象，活着的真实感自然稀薄，这怎么受得了。于是，会怎么操作呢？

不管怎样，都要搞一个自我形象，不论什么样的都行。这个自我形象，可以是遭人厌恶的、怪异的、必定功亏一篑的、必定不会有情人终成眷属的（就像疯疯癫癫的寅，系列电影《寅次郎的故事》中的主人公）、厄运连连的、总是被误解的，诸如此类不尽如人意的自我形象都行。要是精神健康的人，一定会躲之不迭。

偏偏人心就是这样，真的可能抓住一个人人唯恐避之不及的自我形象而决不撒手。

怎么有人会想成为"总是被误解的人"呢？你看吧，他们嘴里嘟囔"又被误解了"，可神情十有八九交织着失望与预料成真的自得。偶尔没被误解，反而会出现期待落空的茫然。要我说，这就是人生的陷阱。

似乎意识到自己有什么倾向，就会将其自动升级到自我形象的高度。即便是负面的自我形象，也会感到安心。就有这样恐怖的心理机制，不是陷阱又是什么（神操作）？

❖ 身不由己的人

观察气势汹汹型、依赖症（包括相互依赖）、焦虑症、抑郁症、疑病症、强迫症、自伤的人，会发现他们一方面受困于自我形象，另一方面又固守其自我形象，真是"自我形象有总比无好"的典型写照，怎能让人不心生悲悯？

因自己的言行而陷入自我厌恶的人，多半就是揪住负面的自我形象不放所致。这也是精神出问题的表现。

患者其实脑海里也明白，可就是身不由己。了解这一点，再面对他们，支持者的心境就会有所不同。

我们这些支持者，也是囿于支持者这样的自我形象（应是高尚的职业），才不计个人得失，坚守在并非坦途的支持一线！

开出安心感的处方笺

希望便秘的老人

❖ 故意便秘

我有位患者定期前来门诊，是位老年男子，患轻度痴呆综合征，每个月来一次，开多奈哌齐（Donepezil，商品名 Acricept）。老人没有问题行为，也无身体疾患，病情稳定，家人也理解其症状表现，日常生活大体平稳。

也许大家都知道，痴呆综合征尤其不能便秘，否则精神症状容易恶化。有一次我不经意地问老人："没有便秘吧?"以前一直没有问，是知道他妻子照顾他很上心，无论是健康管理还是饮食搭配都如此。

老人的回答却很让人意外："不，便秘呢。"哎呀，那可不好，要不给开点泻药，我提议。可老人一副不情愿的神情，说不需要，便秘才好呢。就为了便秘，尽量不吃含膳食纤维的食物呢。他妻子似乎不知道他便秘这回事。

❖ 由遗便而致的心理创伤

为什么老人会喜欢便秘呢？带着困惑，我详细询问老人，终于明白是什么原因了。

有一次，老人外出时找不到厕所，结果遗便了。这太丢人了，从此成为心理创伤。这确实关乎尊严，想想这么大个人啦，还遗便呀。

老人痛下决心，一定不可再犯同样的错误。于是老人想，如果便秘，外出时就不用担心遗便了。这个方法有点过度，可老人觉得极其正确，是可行的解决办法，并严格执行。

在医生看来，故意便秘，这太说不过去了，可老人自有想法。如果告诉老人，从医学上来看，这是不对的，老人未必会听。首先还是该理解老人的心情，并与之共情。可之后呢，该怎么办，大家认为有什么好方法吗？

"便秘确实不用怕外出了，你的心情可以理解，有时我也这么想。可是不能一直便秘下去呀，还是需要正常排便的。再说了，便秘还会影响心情。最好每天定时排便，只要在固定的时间排便，外出时算好时间，就不用担心了。"

这样劝说老人，也告诉他妻子，同时给开少量泻药，叮嘱定时排便。想来这应该是最好的解决办法。

呼叫排尿与安心感

❖ 减少排尿呼叫次数的方法

在病房或护理机构中，有患者或老人在夜间频繁呼叫要去排尿（去卫生间也基本排不出），该怎么办呢？支持者对患者的呼叫有求必应会力不从心，可患者还是呼叫个不停，仿佛精神错乱了一般。

对这样的患者，可以告诉他，夜间一定会在几个固定的时间去叫他排尿。渐渐地，夜间的呼叫次数会减少，去叫排尿的次数也会减少。

为什么这样的方法会奏效呢？归根究底，想上卫生间其实是不安感在作祟。也许曾经遗尿，受到刺激，结果变得强迫了。不安感膨胀，就表现成频繁的夜间呼叫。

如果支持者在固定的时间去叫排尿，患者就会产生安心感、安全感，不仅可以及时排尿，还会觉得受到关心、守护，就可能忍到下次来叫排尿的时间，而不去按呼叫铃。长此以往，频繁的呼叫就会销声匿迹。

❖ 固定时间的魔法

在固定的时间，"救助"一定会到来，一旦形成这样的模式，患者心理就会渐渐变得从容，也就不会再困扰周围人了。前面老人的便秘问题，也是这样解决的。

在固定时间去叫排尿，患者就会产生安心感。"在固定时间问题得到解决"与"产生安心感"这样的组合，可以用于很多情形。

比如有不分时间、事无巨细都给保健所打电话的患者。如果支持者告诉患者会在某个时间点接他的电话，到时一定耐心应对，而其他时间则不行，效果一般都会很好。

本质上也跟去叫排尿一样，都是给予安心感。

程序化与安心感

❖ 避免意外性

对处于慢性期的精神分裂症患者，我在门诊与他们的谈话基本上一成不变：内容、顺序、语气，几乎每次都一样。流于程序化，这是偷懒吗，或者是糊弄患者？

不是，我是有意识这样做的。精神分裂症患者的特点之一是难以面对意外性，笨拙，或者说是认真。他们不会临机应变，或急智陡生。面对意外性，他们会感到困扰，大脑一片空白。

要是在门诊我贸然出言："前几天首相进行了施政演说，你怎么看？"这会给他们带来巨大压力。也许我是想换个话题，避免单调，可对患者来说，却是十足的困扰，威胁感十足。

❖ 程序化的效果

所谓程序化，就是展开可预见，比如下面该问这个了，他心里早已知道，就会感到安心。事情按预测展开，会引发近乎安心、愉悦的感觉。喜欢意外性，只有心理强韧、从容时才做得到。

漫才（日本相声）不也同样吗？出人意料的包袱抖出来大家会惊喜，每次大家熟悉的插科打诨出现，会场里同样也会笑翻了天。人们并不一定全要新鲜出炉的，就像吉本新喜剧（舞台喜剧），每次仿佛也是"旧瓶装新酒"。

在我看来，支持者可以进行程序化的应对，也得益于迟钝或是坚持，不然怎么受得了。要是一般人，休想煞有介事地坚持下来，大都会露出马脚。在程序化应对中不能有丝毫犹豫，一定要演得像真的一样。

对抑郁症患者、痴呆综合征患者，都要有意识地进行程序化应对，以维持长期的互动。程序化也是应对策略之一。

❖ 边缘型人格障碍也应低刺激

对边缘型人格障碍（BPD），又该怎样应对呢？他们可是喜欢追求新鲜、刺激、超前、独特甚至过激的存在。对他们，也应"飘起来"好好与之过招，才能维持良好的互动吗？

不过朋友间意气相投才会这样，作为支持者，则不宜与之建立这样的互动关系。

BPD 的人确实活力四射，心理却并不从容，并深受其苦。他们可能瞬间翻脸不认人。如果我们机械地进行程序化应对，他们也许会生气："你这是在应付我!"而保持一定距离的程序化应对，刺激性低，无疑是明智的。

一定不能让 BPD 的人对支持者抱有过度的期待（亲近感），这是与他们互动的铁则（如果没法回应其过度期待，他们立马就会觉得遭到背叛、被抛弃，从而暴跳如雷，这是他们让人难以招架的地方）。与他们互动时，坚持程序化应对，减少刺激才是正确的选择。

一致性与安心感

❖ 针对"换人"的要求

有的人先是说那个上门的护理家政工偷懒、不行，现在又说护理协调员能力不足。总是说他人的坏话，频繁要求换人，有这样的当事者吧？他们充满被害意识、觉得都是他人不对，似乎想通过谴责他人、换人来驱散人生的不如意。可怜人必有其可恨之处，对这样近乎气势汹汹的人，支持者的焦头烂额不难想见。

不论支持者怎么解释，当事者也未必听得进去。为了面子，他们也不会妥协的。可以先按当事者的要求换人，这不是屈服于其吵闹，而是为了让其切身感受到，"看，换了人，服务的内容、质量也是一样的，先前那个人并没有什么问题吧？"

如果当事者还是抱怨，就可以打出二选一的牌，"换了谁都一样，要么接受现在的这位，要么不再接受支持，只能二选一"。态度一定要坚决，这也是对策。

❖ 麦当劳的汉堡也行不通

关键是，谁做都一样，没有差的人，也没有优秀的人，支持方要证明提供的服务都是一样的。

不用说，支持者存在能力、干劲的差异，但这样的差异难以面对当事者。如果支持者存在差异，当事者就可能疑心生暗鬼，怀疑分到的那位就是软

112

柿子。当事者本来就处于弱势地位，容易想歪了。如果支持方能够确保服务的一致性，至少会让当事者感到安心。

就像麦当劳连锁店的 100 个汉堡里，如果有 1 个特别难吃，那可是关乎整个连锁店的声誉；如果 1 个特别美味，也容易招致顾客的误解、不满。"同样的价格，为什么他买的那个特别好吃，这不公平，是差别待遇。"会有人这么说吧？所以一定要严守操作指南，确保服务的一致性。

支持者的工作不是都可以按操作指南进行的，但也没有必要将操作指南视为不动脑筋、盲从的工具。

❖ 口径一致

气势汹汹型容易辗转多家机构，去问"对这件事，你们怎么看"，希望得到正合"孤意"的答案。如果得到的答案相互矛盾，就可能跳起来控诉不已。

相关机构、人员应多交流、合作，争取应对方针一致、答复相同（保持口径一致），让支持方避免不必要的麻烦。

也即无论谁去做，都会提供同样质量的服务，既是针对服务内容本身，也是承诺。有了这样的一致性，即便是容易曲解、误解的当事者，也会感到安心。

前面讲了开出安心感的处方笺的各种方法，其实一致性也是让当事者感到安心的策略之一。

❖ 边缘型人格障碍更需要一致性

再谈谈边缘型人格障碍（BPD）。他们的核心问题是对世间（人、制度、社会）缺乏坚定的信赖感。

比如患者一直接受一位上门护理家政工的服务，对其人品有一定了解吧？如果哪天他迟到了，一般人都会想一定是有什么急事，并为之担忧，否则是不会迟到的。

但 BPD 不会，他们反而可能立马跳起来，"那个护理家政工骗了我，抛弃了我"，曲解、怨恨、憎恨，不一而足。护理家政工一直以来的勤劳、真诚早被他们抛到九霄云外，涌上心头的只有被害感。一般人会说这样激烈、负面的反应也太过分了，可他们就是这样对世间充满了不信任感。也许他们骨子里就"性恶"吧，所以才会对些许小事大发雷霆、小题大做，充满被害感，化身为投诉狂。

对 BPD，支持者就需要保持一致性，不论是应对态度还是服务内容。如果缺乏一致性，本来就敏感多疑的他们就可能想歪了，变得有攻击性，陷入情绪混乱。

给予安心感的方法

❖ 真正陪伴当事者

陪伴当事者，这样的话经常在案例分析会上出现。具体是什么意思呢？是深切共情，觉察当事者的烦恼、困惑并一一应对，同时悄然守候吧。

都是说易行难。如果支持者不是与当事者同吃同住，应该相当困难。即便觉察当事者的烦恼、困惑，也不知该怎么应对呀。

要是能解决就好了，可当事者的烦恼、困难也不是那么好解决的。如果是脊背痒痒，或者手够不着遥控器那样简单的事情，倒好解决。

即便不能解决，也并不意味着支持者失败了，毕竟也有"可稳定的状态"。

❖ 苦其所苦

可以观察一下优秀的销售人员或服务人员是怎么应对客户的无理要求的。他们绝对不会直接拒绝，也不会说做得到。首先他们会耐心倾听客户的要求，如果无法解决，就会表现出苦其所苦的样子。

"您的要求我知道了，不过现在难以满足。要是我能做到的，或者上司能够帮助解决的，我们肯定都会尽力。"在表示理解的同时，也提出自己的困难。

然后再表现出"痛心疾首"的样子，那就万无一失了。最后才提出"退而求其次"的对策，表示这是自己当前能提出的最佳方案。

这个退而求其次的对策，怎么说也是销售人员在苦其所苦之后想出来的。面对销售人员的真诚、善意，客户也只好妥协了吧？这需要一定的演技、氛围、人格，但一定要经过苦其所苦这个环节。即便内心烦不胜烦，也要露出苦其所苦的神情，"收买"客户的心。

人啊，在寻求问题解决的同时，一定会希望感受到他人的诚意、体贴。"打七折真的做不到，最多只能打到七五折。为了表示我的诚意，我再送您点这个吧。"这样的方法多半会奏效，因为客户会感觉到被尊重，产生满足感、安心感。

❖ 建议"练习一下"

这是我自己经历的事。在医院值夜班的，不时有患者打电话进来，总是在深更半夜。也不是什么紧急情况，而是诸如自己睡不着觉、感到不安之类的，希望和我聊聊。

可作为值班医生的我有工作要干啊。电话线也不能长时间占着，还不能告诉患者，如果感到不安，那就给打一针。半夜三更的，没有公交不说，打针的费用也贵。也没法将这些一股脑儿告诉患者，然后啪地挂上电话。患者嘛，说白了，是有点矫情了。

该怎么应对呢？我想了一下，提出以下建议：

"知道你感到不安，我很理解。从经验来看，半夜三更确实容易感到不安，天亮多半会变好。今晚上就是个好机会，咱们练习一下，看能不能与不安共处?"

听到这个建议后，让人感到意外的是，大多数患者都不再打电话了。为什么呢?

秘密在于"练习一下"。我说练习一下，也就意味着"即便失败，也没有关系"，要是受不了了，还可以打电话进来，也不会责备他。患者的心情因而轻松不少。

我特意提出练习一下，还传达出"尽管没有在空间上陪伴左右，在心理上还是陪着你的"，这也给了患者安心感。如果可忍受到天亮，还会成为了不起的"成功体验"，以后还可鼓励他:"以前不是做到了吗?"

"练习一下"也是带来些许满足感、安心感的策略之一。

❖ 说出真心话也是方法之一

在支持界，似乎有不能说出真心话的潜规则，比如不能说"可不想碰你的大便;你可真是个有怪脾气的家伙;别纠缠不休了，适可而止吧"。即便支持者心里这么想，也不能说出口的，否则不仅可能中断双方的互动，甚至可能被认为有虐待言行而被报警。

但做出说真心话的样子，却是给予安心感的方法之一，重要的是该说什么样的真心话。

比如气势汹汹型来抱怨，这个制度不好、那个规则不合理。不论他如何义愤填膺，支持者也不可能回答"好吧，仅限你，例外一次"。

一方要求，另一方无法予以满足，几个回合下来，支持者就可能被视为"不会变通的制度、规则"的化身。即便支持者当初并不讨人厌，不知不觉间也可能成为"不会变通、一看见就令人生气的家伙"。

这样就不好了，没有支持者愿意被憎恨、仇视。可以如前面有关苦其所苦的内容一样：

"嗯，你的要求我明白了，不过现在难以满足。要是我能做到的，或者上司能够帮助解决的，我们肯定都会尽力。"

然后一起探寻退而求其次的解决办法。还可以做出说真心话的样子：

"说老实话，我也觉得这个制度太过教条、僵硬，缺乏变通。可作为一介员工，我也没法修改。"

一定要带上感情，表现出痛心疾首的样子，这样一来，你被视同"不会变通的制度、规则"的化身的概率就会大大降低。为什么呢？因为无论是当事者还是你，都成为"不会变通的制度、规则"的被害者，滚到一个战壕里去了。

没有必要引火烧身，让自己成为制度、规则的化身，再说也会影响工作的开展。如果当事者是没有敌人就活不下去的人，具有那样特殊的心理机制，那就让"不会变通的制度、规则"，或者其制定者成为他的敌人吧。

遗憾的是，说出真心话对有的人也未必有效，但至少可以确认他是无法诉诸感情或心情的，这也是成果。如果答案明确，就可以告诉他："不行就是不行，没有例外。"

❖ 现场直播，消除戒心

我以前看的一本书《儿童虐待——针对孩子、家人的治疗法》（西泽哲，诚信书房，1994）上讲的一段内容很有意思。

对受过虐待，情绪变得不稳且过敏的孩子，在儿童保护中心里该怎么应对呢？书中引用了其他国家的例子：

心理医生一边观察琳达，一边自言自语："琳达看起来很悲伤，我不知道该怎么帮助她。琳达现在似乎不想说话，那就等等再问她。"听到医生这样说，琳达不时停止抽泣，抬头看向医生。面对琳达探寻的目光，医生会面露微笑，继续自言自语："琳达看向我了。"以此强化琳达的反应、行为。

支持者故意与患者保持一定距离，以现场直播的形式说出患者在自己眼中的样子、自己是怎么想的、自己的真心话，从而逐渐消除患者的戒心。

这样的方法真不错。仔细想来，我也在无意识中用了类似方法。对拒医的患者，我会故作轻松地说："哎呀，怎么办呢？你看，专门来一趟，却什么话也不说，真是辛苦了。也许吉田君心情不好，嗯，今天是有点热。"仿佛在现场直播一般。现场直播不会立即奏效，可多来几次，患者也会露出苦笑的样子，拒绝的态度软化下来，医患得以对话。

大家也使用类似的方法吧？将"现场直播"作为治疗的一环，自信地充分使用，相信一定会出效果。

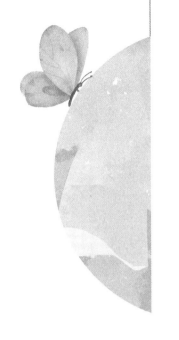

心理障碍篇

——理解眼前的这个人

老人的奇怪妄想

是疾病吗

❖ 可能是精神分裂症重新出现症状

一般来说，精神分裂症多发病于年轻时期，比如青春期、青年期。现在的人似乎心理发育变缓，成熟得晚，不少人三十多岁才出现精神分裂症症状。

过去 DSM（美国精神医学学会编撰的《精神障碍诊断与统计手册》）精神分裂症诊断标准中有"45 岁以前发病"这一项，但现在已经删除。有的人似乎是进入老年后才发病，仔细调查其个人史却可发现实际上他从青年期就已出现症状，且一直迁延，只不过表现不是那么明显。

如果一个人从年轻的时候起言行就多少有点怪异，人生轨迹也超乎常规，进入老年后突然出现奇怪妄想，就可能是当年的精神分裂症在未治疗的情形下进入慢性期，现在又重新出现症状了。这种情形服药一般会有效果。

❖ 原本正常的人突然说出不可思议的话

如果一个原本正常的人，一直适应社会，过着平稳的生活，进入老年后却突然出现妄想，让周围人大吃一惊，或者到处"惹是生非"，情形又当别论。近年来这样的案例似乎有增加的迹象。

他们妄想的内容是什么呢？

"邻居家不断发出电磁波，照得我身体咝咝地疼。"

"对面那家人在撒什么粉末，我的皮肤都变黑了。"

"住在楼上的那个男人，故意弄出声响让我难受。上个月还从阳台翻进来，用相机拍我睡觉时的样子。"

"我家那婆娘啊，真丢人，原来是卖身的，乔装打扮嫁到我家，就是来霸占家产的。"

"我家天花板上面住着小神子，在我外出买东西，或是在浴室里泡澡的时候，他就会偷偷溜出来，干各种各样的小把戏。"

妄想电磁波、电波什么的，让人不由得怀疑是精神分裂症；认错人，会让人怀疑是痴呆综合征；说天花板上面住着小神子这样荒诞无稽的话，则很容易让人怀疑是为了引人注意，故意胡言乱语。调查其个人史，也可能难以找到精神分裂症的证据。用改良长谷川痴呆量表（HDS－R）进行测试，或做脑部 CT、MRI 也无法确认是痴呆综合征。患者出言荒诞无稽，内容却显得干巴无味，性格也与自恋型、表演型不沾边。如果给开治疗精神分裂症幻觉妄想的抗精神病药，也没有效果，副作用倒是明显。

想来读者诸君颇感困惑的就是这种难以明确诊断、药物疗法也未必有用的案例了。

老人容易出现妄想

❖ "无助感"引发妄想

前半生顺遂、平平安安进入晚年的人，有一天突然说邻居用电磁波攻击自己的身体，或者天花板上面住着淘气的小神子，你会怎么想？一定是得了什么严重的疾病吧？他为什么会像那样呢，是患了严重的精神疾病吗？

如果精神完全错乱，变得一团糟，再说出什么超出理性、常识的话来，还可以理解。可明明嘴里说着奇崛的妄想，日常生活差不多还是按部就班地进行，人格也未见大的改变，就有点不可思议了。这究竟是为什么呢？

老人似乎一旦置身于某些状况，就很容易陷入妄想状态，比如独居、社会性孤立、听力下降、丧失体验（在他人看来，都到那个年龄了，这不是稀松平常的事吗？诸如退休、伴衰老而来的容貌变化、与亲人的死别、认识到能力的衰退等），或者身体不适，这些都是加剧其无助感、孤独感、无力感的压力因素。

即便没到痴呆综合征的程度，也一定有随衰老而至的大脑功能退化，这是前提条件。

❖ 作为应激反应的妄想

在上述压力下，渐渐地有的人变得情绪低落，甚至发展成抑郁症，也有的人出现妄想，这因性格、体质而表现不同。

在由孤独而生的无助感和隐隐约约的不安感下，老人容易出现类似于应激反应的表现——妄想（征兆多为身体疼痛、感觉异常，将其解释为妄想的电磁波或不明粉末所致）。

对此，医学上有晚发型精神偏执症（Paraphrenia）或社交欠缺型妄想症（Paranoid）的称谓，还有的认为可能是精神分裂症的特殊类型。即便深入探讨，也未必于支持现场有益，称谓恰当与否的讨论也不会自然引出独特的治疗方法。对这样的案例，我多给出"老年期妄想状态"的诊断。

栖身老旧民居的老妇

❖ "唔，唔，事实上……"

关于老人的妄想，有一个案例让我尤其印象深刻。

那时我还在东京都立精神保健福利中心①上班。一位保健师向我咨询，说有一位独自住在老旧民居的老妇，经常说一些像妄想的话。老妇日常生活似乎没有问题，也没与邻居发生什么冲突。就这样放任不管似乎不妥，是不是有精神分裂症或者痴呆综合征呀？

由于信息不足，我就一个人去家访了。老妇确实住在一个老旧木楼的一层，墙壁、天花板的木板都是用水泥灰浆黏结的那种。老妇表情明朗、着装整洁，说话思路清晰，没有反反复复的唠叨，记忆力也可靠，应该不是痴呆综合征。也没有精神分裂症那种让人难以接近的冷漠气息，行为动作也不显得笨拙、幼稚。

坐进地炉与老妇聊天，问"近来有什么困难吗"，老妇以稀松平常的口吻说道："唔，唔，事实上……"仿佛在说收垃圾的天数减少了，不方便一般。

但她说的是天花板上面住着人。

---

① 指日本设在各地为促进居民精神健康，预防心理疾病，促进精神障碍者自立等的公共卫生机构，具体业务包括咨询、指导等。

"不是住在一楼吗，天花板上面还有空间？"

"有的，有 30 厘米高吧，趴着的话，是可以的。"

说到这里，老妇引我向里间走去，地上铺着榻榻米，应该是做卧室用的。推开壁橱门，她指着里面让我看，壁橱上面的天花板似乎是活动的，应该是检查电气线路的出入口，用纸板、胶带封住了。

"我把胶带撕开，你往上看，天花板上面有空间的。"

天花板上面漆黑一团，高度有 30 厘米左右。老妇平静地说那个家伙就潜伏在那里呢。那样漆黑的空间，加上老妇怪异的话语，我直觉得脊背发凉。

❖ 是小神子呢还是魔幻的同居人

天花板上面的那家伙不知道是谁，老妇说。平时他都躲在上面不出声，可她一旦外出或在泡澡时，那家伙就会抓紧时间跳出来，可能从相册里取下旧照片拿走，将榻榻米上洗净叠好的衣服弄乱，将茶叶罐里的茶叶倒进厨房的水槽里，或者将金鱼缸里金鱼的颜色改变，老妇若无其事地说道。

如果天花板上面有人，老妇睡觉时就会与之面对面了吧？想想都恐怖，可老妇似乎毫不在意。趁她不在时，那家伙出来捣乱，她也没有显示出生气、厌恶的样子，反而像在谈小神子淘气似的，有点麻烦又有点有趣。

这在精神医学上是怎么解释的呢？我回到保健福利中心查文献，还真找到这样的报告。是美国新罕布什尔州医院的精神科医生罗恩（E. L. Rowan）在美国精神医学杂志（*American Journal of Psychiatry*，141：580－581，1984）上发表的论文，题目为《作为晚发型精神偏执症的魔幻同居人》（*Phantom Boarders as a Symptom of Late Paraphrenia*）。

在住宅的阁楼、地下室、储藏间等平时鲜有人踏足的幽暗空间里，不知什么时候住进一个什么家伙，可能从起居室偷东西、在家里捣乱，或者在天花板上面说话、闹腾，也就是有一个魔幻的同居人。这就是妄想的内容，多出现在独居的老妇身上（未患痴呆综合征、精神分裂症），罗恩这样写道。而我所见的老妇，就是其日本版了。

罗恩说药物疗法无效，如果患者去住院或搬到护理机构去住，他们的精神状态会变好，但不会认为魔幻的同居人是妄想。

❖ 填补空白来了

再来看老妇的案例。值得注意的是，老妇对魔幻的同居人并不害怕，也没有憎恨，反而有种对顽皮孙儿宠溺般的感觉。

对孤独无助的老妇来说，家就像保护壳，而在其"空白"部分的空间里，不知一个什么家伙住了进来，不时捣乱。老妇对世间的恐惧、排斥和无边的孤独、寂寞，都寄托在那个什么家伙身上了，那是万不得已的苦肉计。可怜的魔幻同居人！

我安排老妇去日间康复中心，以增加与他人接触的机会，同时让保健师不时去看望老妇。其后没有发现她有痴呆综合征或精神分裂症的迹象，也没有问她魔幻的同居人是否还存在。这是我第一次意识到孤独的老人是多么容易出现妄想啊。

在后来的一段时间里，我去家访独居的老人时，都会忍不住问他们天花板上面是否住着什么家伙呀？有的老人会瞪我，觉得莫名其妙；有的老人则会真的点头，开始诉说"事实上……"。就在此时此刻，在日本，说不定就有多少万魔幻的同居人在天花板上面伺机"作案"呢。

应该做些什么呢

❖ 首先不要吃惊

即便老人说出一些奇怪的妄想，支持者也不要显得吃惊太过。支持者可以询问老人或家人，详细了解其个人史，掌握其人生轨迹，也许可以从中发现精神分裂症的端倪，或者向精神科医生咨询，甚至召开案例分析会（个人史的制作要点，参照后面的专栏《询问个人史、现病史的要点》）。

支持者也要看现在的生活状况，并观察咨询时的样子，看是否是痴呆综合征。如果贸然进行改良长谷川痴呆量表测试，老人可能发怒（尤其当老人隐隐约约怀疑自己是痴呆综合征，且竭力掩饰时），双方的互动也可能中断，因此需要在征得老人同意的基础上，再进行包括 CT、MRI 在内的一系列检查。

❖ 什么是理解、肯定

如果不太可能是精神分裂症、痴呆综合征，则不要企图用药物消除妄想，而应做好长期支持的思想准备。即便不是独居，老人也可能与家人交流不多，处于事实上的孤立状态。这就需要支持者不急不躁地与之互动，多给予理解、肯定，与患者慢慢建立信赖关系。

所谓理解，有人可能以为就是在交谈中敷衍了事，说"是吗、对呀"之类的，但其实完全不是。

理解与装出理解的样子是不同的。所谓理解、肯定，就是"是吗，你那样感受可以理解"，是深入一步，认可老人，使双方心灵相通。这样老人才对肯定、认可有实感，才是真正的理解。仅仅是理解、肯定就可能让老人从无助感中解脱出来。

还可邀请其参加团体活动等，争取让老人从孤独感中脱身。如果不行，也可以不时家访，与之闲聊（听他抱怨也行）一会儿，使双方保持互动。假以时日，说不定就奏效了呢。

对老人的奇怪妄想，随着经验的增多，支持者不知不觉间就会应付裕如的。

精神分裂症

精神分裂症是慢性病

❖ 就像高血压、糖尿病一样

首先需要强调的是，精神分裂症是慢性病。

所谓慢性病，就像原发性高血压、糖尿病一样，不会使用治愈的字眼，而是委婉地说"控制住了"。

患者只要使用降压药、胰岛素等使血压、血糖保持在正常范围，一般就不会出现什么问题，但不能中断服药或忽视生活上的注意事项。尽管不能像感冒一样治愈，但只要遵从医嘱，就不用过度担心。

精神分裂症也同样。不时有患者或家人问："这个精神分裂症，什么时候能治好呢？"回答是："治不好。""药要吃到什么时候呢？"回答是："几乎一生。"这样直截了当的回答，不免太残酷了。

❖ 我是这样回答的

我经常进行这样的说明。

"你就把吃药当作工作之一吧。近来不是退休后还有返聘、再就业的吗，工作年头延长，你也把吃药当作工作年头延长一样吧。"

"状态变好不是中断服药的理由，正是因为服药，好状态才得以维持。"

"服药也是为了保险起见，以免状态恶化。"

"药有两种，一种是出现症状时使用，比如感冒药、止疼药、抗生素等，还有一种是长期服用的，就是控制慢性病的药。精神分裂症的药就是后一种。"

精神分裂症是终身疾病，不仅患者，就是家人也应充分认识到这点，支持者更是需要具备丰富的相关知识。

❖ 支持者的印象迥异

精神分裂症的症状、表现会发生变化。时间不同，症状可能大相径庭，给人的印象也迥异。如果不了解这一点，可能很难相信不同的症状会是同一种疾病。

一般来说，支持者看到的是某一时期的患者，很难把握精神分裂症的全貌。下面按阶段将其分为急性期、慢性期来讲解，也许能让大家更好地了解这一病症。

急性期：阳性症状的时期

先是急性期，这很好理解，也即患者明显出现幻觉、妄想、兴奋的时期，一看就知道是精神生病了，一目了然。如果让一位笑星来演发狂的人，就会表现得那样。急性期的症状也称作阳性症状，下面详细来看。

❖ 幻觉（幻听）：被迫听到的被动体验

先来看幻觉，精神分裂症的幻觉大多为幻听。如果出现幻视，则多为成瘾物质（酒精、毒品等）导致的戒断症状；或者是由代谢异常、中毒、发热等引起的谵妄；或者为痴呆综合征的夜间谵妄；或者是路易体痴呆（DLB）、脑的器质性疾病（含癫痫）的症状。

为什么精神分裂症没有幻视呢？实际上精神分裂症的幻听不是主动去听而是被动听到（那样的声音自然不存在，应该是患者病态思维的外在化表现，所以听障人士也有幻听），是声音擅自传来，让人无从拒绝，痛苦不堪。

同样的道理，如果出现幻视，又会怎样呢？不是看见，而是被看见，感觉"谁在监视我；有人在看我；监视器在时刻监视我；谁在偷窥我"，诸如此类，都是被动体验。

也即在听觉上是被迫听到（幻听），在视觉上是被看到（幻觉）的被动体验。

❖ 幻听的花样

幻听有各种版本：

◇ 不知谁在说话（被迫听到，包括坏话、对患者言行的即时评价、命令去死等，都是负面的内容）。

◇ 与幻听的对话（从旁观察，可看见患者似乎在自言自语）。

◇ 数人一起在说患者的坏话。

患者是否有幻听，不问肯定不会知道。面对面询问，答案多半是否定的，似乎发出声音的主人（实际上是患者自己）下了封口令。有时在纸上写下"是不让说吗"，默默地递过去，患者可能点头承认。

如果看见一个人表情僵硬地自言自语（有时可能是不住地点头，或像在演独角戏），则可判断多半是出现幻听了。

❖ 妄想：受不明事物威胁的被动体验

妄想基本上都是被害妄想。加害者或者敌人多是特务组织、美国中央情报局（CIA）、秘密警察、共济会、安全局、恐怖组织等匿名的存在（确实世上可能存在特务组织，其影响力也可能不可小觑，但谁也没有亲眼见过。就是那样让人感觉不舒服的不明事物），少数是对门住着的山田之类的具体存在。

被害妄想还带有内心或秘密被窥透的意味。精神分裂症患者经常指出的加害者或敌人包括监听器、监视器、读心术、团伙骚扰等，这些确乎都是侵犯隐私、揭露秘密的存在（有观点认为精神分裂症患者受疾病影响，自我变得脆弱，时常担忧自己的秘密会暴露，这种心情就化身为监听器等）。

也有不少患者诉说电波在广播自己的事情，或受到电磁波攻击等，其中的电波、电磁波因为无形，威力更大，与特务组织相似。

也可见过度解读偶然的事物、状况，比如一辆汽车开过，说其车牌号是特务组织发出的警告，或在试探患者会有什么样的反应。或者患者家开门，发现邻居也在开门，那一定是在监视患者，或在暗示患者。妄想一旦出现，就可能逐渐膨胀，最终成为情节完整的剧码。

患者受困于幻听、妄想，变得烦躁不安，或者极度恐惧，再也无法忍受后，就可能出现兴奋、大喊大叫等情绪不稳状态，成为典型的阳性症状。

❖ 阳性症状会在短期内得到控制

患者出现阳性症状后，谁一见就知道"不正常"。家人肯定都想送到医院去，采用强迫手段也在所不惜。患者也可能因为怪异言行或与他人发生冲突而招来警察，最终接受精神科治疗。精神分裂症的发病率接近人口的 1%，我们在日常生活中却鲜少见到阳性症状的患者，也是因为他们多半正在精神科接受治疗。

精神分裂症的治疗有个规律，就是症状越严重，药物治疗效果越好。患者说这样荒诞无稽的事情、这样高度兴奋，真让人担心，事实却是症状越极端、越明显，药物越容易起作用。难以治疗的反而是看起来懒洋洋、干什么都没有兴致那种说不清道不明的状态。症状越没有起伏、对比，药物效果越差。

我工作的医院只有急性期病房。日本厚生劳动省规定的急性期病房的住院期为3个月，也即厚生劳动省认为，不论多么极端的阳性症状，只要治疗到位，都会在3个月内缓解。确实，急性期的阳性症状多是在短期内治好的。

支持者接触的也多是精神分裂症急性期的患者，难怪他们对此病的印象是闹腾得慌、震人心魄。

慢性期：阴性症状的时期

❖ 大部分时间是阴性症状

看见阳性症状明显的患者，很容易认为只要阳性症状消失，精神分裂症就治好了。不再闹腾，恢复理智，不就尘埃落定了吗？那事实究竟如何呢？

遗憾的是，即便阳性症状消失，其对立的一面或者说是后遗症，尽管可能逐渐减轻，却几乎会持续一生，那就是阴性症状，也即慢性期症状。

如前所述，出现阳性症状的患者，比较容易尽快就医，药物治疗效果良好，短期内病情缓解。但从精神分裂症患者的一生来看，阳性症状出现的时期（急性期）极其短暂，其余大部分时间都是阴性症状的时期（慢性期）。患者在阳性症状明显的时期则主要由医疗机构应对。

要应对重返社会后或日常生活中的慢性期患者，就需要深入了解阴性症状，否则支持工作难以展开。

❖ 阴性症状难以察觉

阴性症状究竟是怎样的呢？还真难以一语道明，因为其本身就有难以理解的地方。

我在松泽医院上班时，有学护理的学生来参观病房，看见的主要是阴性症状的患者（大多很快会出院）。问他们对患者的印象如何，几乎都回答：

"他们是精神分裂症患者吗？很意外啊。坦白地说，他们跟普通人没什么两样，或者是轻度的抑郁症患者吧。"

学生们很坦诚，在他们心里，大概精神分裂症就等同于阳性症状，而所见与预期不符，自然感到意外。患者一点不兴奋，也没有怪异的言行，倒是整体上缺乏生气、活力，所以用上"轻度抑郁症"这样的字眼。

那阴性症状就是轻度抑郁状态吗？绝对不是，没有那么简单的事（顺便说一句，他们的抑郁状态，即便服用抗抑郁药，也不会缓解）。下面将依次说明阴性症状的七个特点。

❖ 表情贫乏

不能立即反应、临机应变，显得笨拙；言语迟钝，不带感情，有时仿佛拒人千里之外。也许有人会吃惊，这些也算症状？世间冷淡的人、不善交际的人、难以接近的人、我行我素的人，不是多了去了吗？

如果一个人原本就是那个样子，出现那样的态度、言行是其本性、个性，是自然的表现，那无可厚非。

精神分裂症患者因情感障碍、意志障碍、思维障碍、认知障碍等而出现的情感淡漠，却不是他们原本的样子，没有必然性（至少显得不自然、夸张），他们也因此而招致误解，蒙受损失，所以不得不称之为症状。

假设去家访慢性期的患者，看是否可提供支持。先会打招呼说"你好"吧？对面面的问候，一般人不会置之不理。可精神分裂症的患者往往会一言不发，表情也不变一下，就那么直直地站在那里，直勾勾地盯着你。

你会感到困惑吧？患者是对自己抱有敌意吗？是在不知道是什么事情时干脆置之不理吗？是不知道不回以问候是失礼吗？各种想法不免在心中翻腾。

实际上，他们既不是失礼，也无敌意，更不是故意置之不理。他们原本就缺乏表情。面对陌生人的问候，他们在本能地回以问候之前已经全身僵硬、思维停滞了。更不知道如何解释，争取得到理解。正是为了避免误解他们，我才将表情贫乏列为阴性症状的第一位。

也有个别案例可能表现得很幼稚，或者出现过度的"自来熟"。与冷淡一样，同样会让人困惑。

❖ 有种松懈、放任的感觉，缺乏整体感

他们可能不讲究清洁卫生，家居环境脏乱差，或者不注意饮食均衡，无视健康（比如一年 365 天吃同一品牌的碗装方便面）。出席重要活动时，也可能穿西服打领带，头发却乱糟糟的。当然，这不是说他们已不是合格的社会人士。

与其说他们缺少分寸，还不如说是缺乏整体感。无论是日常生活，还是对自己的形象、言行，从整体上审视、评价的能力都下降了，以至于他们的言行举止可能有的恰当，整体上却显得不一致、奇怪。

❖ 迟钝与过敏同在

他们一方面显得松懈、放任，对他人、世间缺乏兴趣，另一方面却有异常过敏的表现，如前面探讨的有关自尊、固守、被害意识等，让支持者难以招架。

❖ 联想的跨度过大

我们的人生因联想而更具深度、广度。看见谁，我们会想到相貌相似的熟人，再想到他的趣事，不禁莞尔；听到大雨沙沙地下个不停，我们可能想起炸天妇罗的声音；嗅到玫瑰的芳香，小时候吃过的蛋糕的香味幽然袭来，天真烂漫的岁月呀，让人怀念、怅然。

因为联想，我们的内心变得更加丰富。那些复杂的思绪极其个人化，同时也可与他人分享，使我们心灵相通。

比如听到"香烟"一词，我们会想到什么呢？吞云吐雾、烟灰缸、昭和时代的茶餐厅、肺癌、慢性阻塞性肺疾病（COPD）、尼古丁、打火机、火柴、烟杆、水烟袋、叶子烟、亨弗莱·鲍嘉（Humphrey Bogart，1899—1957）的招牌吸烟姿势、《烟》（王颖导演的电影，1995年）、"今天精神好，吸烟赛神仙"（香烟专卖公司的广告词，1957年）等，会有人想到这些吧？

为什么会想到这些呢？理由不言自明。一个人会想到这些不足为奇，甚至可以从中看出其人格，因为我们都具备常识。

精神分裂症的人联想的跨度则可能有点大，比如有患者曾从香烟联想到棒球的广岛东洋鲤鱼队。"香烟→广岛东洋鲤鱼队"，这不搭呀。问患者，为什么会这样想呢。他的回答是，点上火的香烟尖端是红的，广岛东洋鲤鱼队球员的帽子、头盔也是红的，两者的尖端都是红的，所以由香烟想到广岛东洋鲤鱼队。

这样一说，也不是没有道理，有点像抖包袱，可跨度也太大了，一般人是不会这样联想的。一个人联想什么是他的自由，可这种大跨度的联想会让他人难以接招。无法共有形象、氛围，交流难以顺利进行。

他们的联想跨度大，显得独特或像诗歌一样，富有想象力，却可能妨碍日常生活或与他人的交流，使他们产生疏远感。

这种现象在医学上被称作思维散漫。

❖ 能量不足

一位有名的精神科医生曾说，精神分裂症患者就好像背上被捆了大石头一样在负重前行，他真是一语中的啊。

即便什么也不做，就是活着、存在本身都令他们疲惫不堪。是啊，他们身上捆着看不见的大石头呢，他们体内的能量被消耗，所以能量不足，没有气力、魄力。

也难怪慢性期的精神分裂症患者看起来像轻度抑郁症一般，他们是能量不足啊。

❖ 不会感知氛围，有理但不现实

讲一段我在日本静冈县的精神病院经历的往事吧。那是很久以前的事了，也许读者诸君还未出生呢。

医院附近有家超市（那时便利店还不多），我带着几位慢性期的患者去那里购物，他们即将出院，我想看看他们如何购物。

他们将商品放进筐里，然后在收银台前排队付款，他们能顺利付款吗？

当时日本还未实行消费税，但超市大多有打折或降价的活动，比如 1 件商品 99 日元、287 日元之类的，购物的总金额就可能出现 1001 日元。当收银员说"共 1001 日元"时，患者打开钱包，看里面的硬币、纸币。

钱包里有所有币值的硬币，1日元、5日元、10日元、50日元、100日元（那时还没有发行500日元的硬币）。遗憾的是，纸币当时还没有1000日元的，只有5000日元、2000日元和1万日元。

币值的面额就是如此，患者会怎样支付1001日元呢？

当然，只要金额足够，顾客怎么支付都行。想一想，大家会怎么支付呢？大多会给1张5000日元或1万日元的纸币，然后再添上1日元的硬币，这样收银员就可找零4000日元或9000日元，非常简单，找零不费事，时间短，不会让后面排队的人久等，顾客还可避免接过一大堆硬币，把钱包撑得鼓鼓囊囊的。所以支付1001日元时，添1日元硬币是最省事的办法。

仔细观察，精神分裂症的患者似乎不会那样支付。他们直接给出5000日元或1万日元的纸币，没再添上1日元硬币。也许他们没有多余的心力去想那么多，没有认识到添上1日元硬币更省事。他们只想到金额足够了就行，思维就停留在那里。

只要收银员说"哎，麻烦您，有1日元硬币

吗"也行，可患者面无表情，动作也显得僵硬（抗精神病药的副作用），散发出异于常人的气息。收银员也知道附近有精神病院，为了避免麻烦，就什么也没说，直接找出 3999 日元或 8999 日元，收银盘上装满了硬币。

精神分裂症的患者还特别认真，会一枚一枚地数硬币，再放进钱包里，慢慢地，小心地。有时一枚硬币掉到地下了，又蹲下去找出来，再重新数，更花时间。周围的人不耐烦，后面排队的顾客更是恨不得跺脚。

那个时候患者是怎么想的呢？

"我是顾客，也付了钱的，为什么到我这儿大家都不耐烦恨不得跺脚呢？"

感到很委屈吧？甚至可能感到自己被厌恶、被迫害，萌生被害感。

患者在隔阂、抵触、委屈的情绪中结束了购物。这次的购物也就止于这点负面情绪，可患者一旦出院、重返社会，肯定会反复碰到类似 1001 日元这样的问题（还会是什么样的问题呢？那是普通人一般都会在无意识中完成的任务，实在难以预测）。患者就会隐隐约约地感觉受到排斥，却绝对猜不透原因。

在这个世上，学校不教，书籍、指南未明示，谁都知道的东西，也即不言自明、心照不宣、常识之类的太多了。如果不知道，就可能蒙羞或给他人带来麻烦，甚至遭人白眼。

我是最近才买智能手机的，还没用熟，最大的原因是没有兴趣，一个个字母敲太麻烦，还要记各种操作顺序，记不下来。偶尔去商店购物，收银员会说使用二维码会有折扣，或者使用手机钱包之类的，搞得我很狼狈。

"烦不烦啊，我只用现金或信用卡，其他免谈！"我可以抗议。如果那个世界不是抗议两下就可混过去的，想想会有多恐怖。对精神分裂症的患者来说，这个日常世界的一切，在感觉上是否就是那样的世界呢？

想来精神分裂症的患者在日常生活中的每一天，都会不止一次碰见类似1001日元那样的问题，而且每次都可能感觉受到排斥，被这个世界疏远。实际上，就有患者因为这样的遭遇，情绪变得不稳定，不得不再次住院。

好不容易出院了，怎么又回来了呢？穷究原

因，就是类似 1001 日元或者 1 日元硬币的问题。他们就是被小小的 1 日元硬币逼回来的。对于心照不宣的理所当然，他们没法实践，于是被疏远、排斥。

出现这样的悲剧，也无法去谴责谁。精神分裂症的患者常常陷于道理、逻辑与现实的夹板之间，为之受挫，希望世间的人能予以理解。如果他们行事不合常规，请将其当作症状之一，予以宽容对待。

❖ 学不会工作、不会吸取教训、不会灵活变通

有的精神分裂症患者会鼓起勇气去打临时工，却没有意识到自己的弱项，可能去应聘服务行业，结果大多以失败告终。这不足为奇，毕竟他们表情僵硬、不会逗顾客开心、不会推销、不会临机应变、没有急智、动作也不敏捷，完全不适合服务行业。

那只需要默默地组装的工作呢？只需要跟上速度的流水作业呢？还有按规定顺序反复操作的工作呢？这类工作有可能胜任，却学得慢。如果不会做，立即请教、询问上司也行，可他们不会。他们

也不会吸取教训，同样的错误会反复犯。假以时日，他们也许可以学会那个工作，却大多在学会之前就被炒鱿鱼了。

据说即便他们患上精神分裂症，智力也是不受影响的。如果以考试来举例子，他们虽然会做题，但却有可能因未正确填写答题卡而得零分。

他们不擅长制订计划并严格执行，也不会灵活变通。有能力，却被阴性症状所阻，无法充分发挥。也有日间康复中心、福利工厂等开设针对精神障碍者的职业培训项目，他们即便接受培训，也鲜有像登阶梯一样一步步往上学的。

我个人的印象是，因为笨拙，他们反而感到安心。他们似乎将笨拙而致的原地不动与静止不动混为一谈了，安于其带来的安心感（他们最擅长"本末倒置"了）。

如果支持者能纠正其错误的认识是再好不过的了，我是到现在也没有找到合适的办法。

以上七个特点单独看来也许不是什么大问题，凑在一起就让人担心了，支持者至少需要全面了解，否则支持就难以进行。

如果将这七个特点用一个词或词组来概括，除了"阴性症状"这个词外，就是"让人生跌跌撞撞的症状"了。让人生不如意、受挫，确乎是阴性症状的核心。

在诊断书、公文中，针对慢性期，多用"残留症状"来表示，即"有后遗症"的意思。对意志衰退明显，则用"缺陷状态"来表示，不过这个词近来少见，应是太不礼貌了。

即便在慢性期，如果未坚持服药或遭遇压力（比如搬家让生活环境发生急剧变化），又可能出现急性期的阳性症状，这不是复发，而是重新出现症状。复发是指疾病完全治愈后又重新患上同一种疾病，而精神分裂症是慢性病，正确的说法是重新出现症状。如果阳性症状减轻，病情趋于稳定，则称为缓解，而不是治愈。

容易误诊的案例

如果患者出现阳性症状，自然不难诊断，但以阴性症状为主的时期，即慢性期，则容易误诊。下面来看容易误诊的各种案例。

❖ 拒绝出门与精神分裂症

拒绝出门实际上有两种类型，一种是青春期受挫型，也即大家通常想到的类型（有的未能治愈，长期拖延，甚至到了与青春期相去甚远的 50 多岁。这也成为近来的热门话题）。

对青春期受挫型，药物疗法无效，需要从与家人相互依赖的角度进行整体上的应对，或者采用家庭疗法。如果无视患者意愿，将患者从房间里生拉硬拽出来，希望早点解决问题，效果会适得其反。

还有一种类型就是精神分裂症。包括没有出现明显的阳性症状而直接进入阴性症状时期的情形。还有精神分裂症容易在青春期发病，加上家人基本上都不愿意相信孩子会患精神疾病，即便多少出现阳性症状的怪异言行，也愿意视之为青春期的表现。结果，在先入为主的观念下，都断定自家儿子或者女儿是拒绝出门。

如果看起来像拒绝出门，实际上却是精神分裂症，就一定不要犹豫，立即送医。拖也要将其拖去治疗，这样预后才能更好。

因此，对拒绝出门，需要判断是精神分裂症还是青春期受挫型，其应对方法也迥然不同，前者需要尽快开始药物治疗，后者则需要耐心守候。

如果详细询问家人，精神科医生多半可判断是哪种类型。对拒绝出门，一定要怀疑是否为精神分裂症，并详细询问个人史。

向精神科医生咨询时，支持者也一定要先了解患者的个人史，并提供给医生。

❖ 抑郁状态与精神分裂症

抑郁状态也容易与精神分裂症的慢性期相混淆。

有父母说其女儿（20多岁）患了抑郁症在家里疗养，但没有服药，也没在精神科就诊过。详细询问，得知她在公司遭到欺负后辞职，其后一直在家。7年了，每天只是发呆，什么也不做；不出去剪头发，没有社交账号；谁也不见，也拒绝去看精神科；房间里白天也拉着窗帘，像病人似的躺卧。父母说，"女儿应该是讨厌医生"。

仅凭这些，如果是精神科医生，就会强烈怀疑患者是精神分裂症。说是"在公司遭到欺负辞职了"，也可能是因为被害妄想，或者因为出现阳性症状让公司不堪其扰，倒可能更符合实情。

女儿都那样了，父母却没觉得有任何不正常，真让人无语。不得不感叹，像这样迟钝得不可救药，或者异乎常情的人，世上真是不少啊。那样的父母每天也正常上班，与世人打交道，可女儿都拒绝出门 7 年了，却擅自将其视为抑郁症并泰然处之！

我虽然觉得不可思议，可世上这样的情形并不少见，抑郁症的名称真是逃避现实的好借口啊。即便家人斩钉截铁地说是抑郁症，也一定要确认是否正确。

❖ 垃圾山主人、无家可归者与精神分裂症

垃圾山主人将在后面详细讨论，其中约一半都是轻度精神分裂症。他们具备顽强的生存能力，容易游离于世间的视线，因此很少得到治疗，开始新的人生。无家可归者中也有不少是精神分裂症。

看见垃圾山主人或无家可归者顽强的生存能力，不少人不免咋舌。在此，我也想到精神分裂症存在根源的问题。

束手无策时的处方笺

不论民族、种族、国家，甚至超越时代，精神分裂症的发病率都接近 1%，而且其发病与遗传关系不小①。

如果精神分裂症对人类来说是完全有害的，那与发病相关的基因一定会在历史的长河中被淘汰掉，那样才更自然吧？没被淘汰，想来这种病对人类一定也有某种益处。

中井久夫（1934—　　）先生对此有所论述，我且根据记忆重述如下。

精神分裂症有一个特点，就是特别耐疼（或者说迟钝。他们在说疼时，一定不是一般的疼，一定要予以应对），也特别能忍受孤独。有的慢性期患者就是彻底拒绝与他人交往，每天什么也不做，过

① 对遗传的研究，人们多调查同卵双生子。如果精神分裂症纯粹由遗传因素引起，则双生子的一方发病，另一方也必然发病，因为他们的基因完全相同。

对同卵双生子的研究、统计由来已久，其结果显示，一方发病，另一方发病的概率为 50%～60%，共患率相当高，但也有人不发病。现在一般认为遗传因素是易发病的前提，只有与其他多种因素共同作用，精神分裂症才会发病，而所谓其他多种因素仍不甚了了。

着相当封闭的生活。

在现代社会中生存，他们显得笨拙、不会察言观色，如果在大草原、丛林、沙漠中生存，一有什么风吹草动或气味，他们可是特别敏感。

丛林中靠狩猎、采集生存的民族，"可辨出石头上鹿 3 天前走过的干脚印，也可通过草的轻微晃动或随风而来的些许气味辨出猎物"（中井久夫，《精神分裂症与人类》，东京大学出版社，1982）。患有精神分裂症的人似乎就有那样敏锐的感知能力（其敏感过度发挥，就变成过度解读、幻觉、妄想了）。

患有精神分裂症的人在现代社会生存困难，如果有一天地球环境急剧变化，进入冰河期或者地球变成个大火炉，估计我们这些普通人很难适应，而患有精神分裂症的人也许还能顽强地生存下去。

生物多样性正是为了应对环境的变迁，让有的个体可以存活下去。对人类来说，或许精神分裂症正是其多样性之一，是人类的一种保险机制。也许将来的某一天，人类的存续全赖患有精神分裂症的人了呢，那可能正是精神分裂症存在的理由。

有点扯远了，支持者知道也有益无害。

❖ 发育障碍与精神分裂症

发育障碍的人，尤其是孤独症谱系障碍（ASD），难以感知氛围、人际互动困难、态度显得冷漠，就容易与精神分裂症的慢性期混淆。他们在压力下可能出现幻觉、妄想，也可能与精神分裂症的急性期混淆。

❖ 为什么容易误诊

下面再谈谈误诊的问题。

精神科疾病的特点之一，就是疾病症状的特异性低。如果抑郁状态等于抑郁症，则外行都可诊断，实际上却可能是精神分裂症、神经症、人格障碍、依赖症、痴呆综合征的症状，有各种可能。普通人遭遇困难、悲伤的事情，也可能变得情绪低落，像抑郁一样。

出现幻听可能是精神分裂症，但痴呆综合征、谵妄也可能有幻听。就是普通人被长期隔离、处于孤立状态时，也容易出现幻听。

在精神科，同一种症状可能好几种疾病都有，而并非某种指征、症状就是这种疾病的一一对应现象［如果是身体疾病，比如奥斯勒结节（Osler 结节）就可能是非细菌性血栓性心内膜炎（NBTE），蝶形红斑可能是系统性红斑狼疮，布隆堡氏征（Blumberg's sign）则是腹膜炎等］，症状和疾病缺乏高度相关性。精神科的大多数症状都难以成为诊断的确切指标，就像身体疾病中，体温 38℃、胸口疼这样的信息，很难据以诊断为某种疾病。

在精神科，最好有误诊风险非常高的心理准备。除非观察患者一定时期内的表现，否则难以确诊。即便是精神分裂症，聚焦一个时点，有时可能兴奋状态近乎谵妄，有时可能像解离性障碍、强迫症、抑郁症，不一而足。因此一定要详细询问个人史、现病史。

在治疗上，也不用给出明确诊断，可先写下诸如抑郁状态，幻觉、妄想状态等，试着给开药，然后再根据患者对药物的反应（疗效）来诊断，也即先试错，在试错中诊断。

与身体疾病相比，精神科医生更像江湖郎中，可精神科疾病就是那样。有没有入错行的感觉？

精神分裂症的病因与治疗

❖ 病因、发病机制不明

翻开医学书上有关精神分裂症的章节，大多有神经元突触的示意图；多巴胺假说的介绍；神经递质多巴胺、血清素、谷氨基酸的失衡会引发精神分裂症；使用多巴胺受体拮抗剂可改善症状等内容。

确实多巴胺受体拮抗剂可缓解阳性症状，多巴胺假说似乎也可成立，但还难以完全阐明精神分裂症的发病机制。对阴性症状，药物就很难有效果，倒是副作用明显（制药公司当然宣传有效，我的印象却是更像"骗人的把戏"）。

说精神分裂症与遗传相关，也难以明确指出是染色体的哪一部分出了问题，也没法说清楚其发病机制。说是与多种因素相关，具体是什么因素、如何相关，时至 21 世纪的今天也不明了。

以前曾有人乐观地预测 20 世纪会解决这个问题，遗憾的是，至今仍未解。

❖ 药物疗法的效果

精神分裂症不仅确切病因、发病机制不甚明了，就是在药物治疗上，也可能出现别的药物组合意外发挥效果（偶尔）的情形，结果就被认为有什么秘密处方、绝招之类的。新的抗精神病药物，也可能显示既可治疗精神分裂症，也可治疗抑郁症，列举多种病名，让人更不知道发病机制为何。

近来，无论是对精神分裂症，还是对抑郁症，药物疗法都相当混乱。新药也不断上市，但哪个都给人挠不到痒痒的感觉。看相关论文或制药公司提供的药物试验数据，也感觉跟临床现场相距甚远，让人无可奈何。

❖ 改良电休克治疗、开放式对话

对极度兴奋或药物治疗无效的重度精神分裂症，有时改良电休克治疗（MECT）可能有显著疗效（重度抑郁症也可能有效），具体可参照后面有关 MECT 治疗法的内容，但对阴性症状无效。

对精神分裂症的急性期，近来开放式对话（Open Dialogue）受到关注。治疗团队通过对话进行干预，似乎效果颇好，但开设此种治疗的医疗机构尚少，我也未使用过这种治疗法，自然无法置评。我自己就被害感强烈，真希望有人在我身上试验一下。

去日间康复中心为什么有效

❖ 对日间康复中心、福利工厂的不以为然

对慢性期阴性症状的患者，支持者提供的支持包括生活指导（有点居高临下的感觉）、SST（社交技能训练）、作业疗法、游戏疗法、就业指导，还有为增进家人的理解和心理的从容而进行的患者家庭协会活动。

参观日间康复中心，应该有不少人对其训练内容不以为然吧？

在日间康复中心，可能大白天唱卡拉 OK、带那些老大不小的人去动物园、玩游戏、画画等，进行多少有点幼稚的活动。在福利工厂，看见大家干的也是简单、单调的活儿，也许不免怀疑，这样的

工作有意义吗？不会有损患者的尊严吗？

有这样的怀疑、不以为然很重要，这正是世间的一般看法、感受，如果患者连这点意识都没法接触，就可能与世间完全隔绝了。但我认为日间康复中心、福利工厂也有其存在意义。

❖ 确保日常作息有规律

首先，每天去日间康复中心、福利工厂这件事本身非常重要。

否则，患者就容易整天待在家里无所事事，日常作息混乱，过着昼夜颠倒的生活。患者一个人晚上不睡，切入孤独模式，与社会隔绝，就容易重新出现症状。如前面所述，精神疾病与孤独状态的组合是非常危险的。白天起来四处活动，晚上好好睡觉，才是正常的作息。

我在门诊中，尤其是对年轻的患者，如果他们与家人一起居住，就经常建议他们一日三餐要尽量与家人同桌共餐，要把与家人共餐当作义务，要让家人看见他们在餐桌上的笑颜。

处方开药也是以有规律的作息为前提的。为了维持血药浓度、降低副作用等，都会建议患者每天分 4 次（三餐后加就寝前）服用药物。如果作息不规律，药效自然难以保证。

要去日间康复中心、福利工厂的话，就必须按时就寝、起床，从而确保日常作息规律。

患者白天出门一段时间，还可给家人尤其是母亲留出独处的时间。母子白天黑夜待在一起，双方都容易感到压力、疲惫。母子之间也有必要在时间上、空间上保持一定距离，才更有益精神健康。

❖ 可以与他人交流

日间康复中心、福利工厂等进行的活动，确实看起来跟玩过家家没什么两样。有的患者很生气，"让我干那个，闹着玩呢？"

患者的心情可以理解，可要像普通人一样去打临时工或做正式工作，行吗？如前面所讲，受阴性症状困扰，患者鲜有能顺利干下来的。患者的实力，很遗憾，与"干那个"其实相差并不太远。来日间康复中心、福利工厂的患者各种各样、水平不一，要让所有人都"有所事事"，也只能把难度降低了。

也许将来可以设立专门的日间康复中心，面向自尊心强的精神分裂症患者（同样，也可设立专门的日间康复中心或提供照护服务，面向自尊心强的痴呆综合征老人）。

在日间康复中心、福利工厂，还可以在保护下尝试与他人交流，接受老师的指导，向他咨询。其作用不限于举行的各种活动本身，还有其他效果，不能一概否定。

事实上，不少患者即便完成在日间康复中心或福利工厂的训练，也鲜有再向前进一步的，理想与现实的差距有点大。

❖ 达到的目标：从两个角度来看

那慢性期患者应该达到的目标是什么呢？

一般来说，是重返社会、就业吧？不劳动者不得食，当父母的都会这么说。

理想上是这样，现实中大多数案例都未能做到。也许也有人会说，那也是没有办法的事，可向那个目标努力，永不言弃，才是人之所以为人的样子，不尝试怎么知道呢？

也有人会说，这是阴性症状所致，与是否有毅力、干劲无关，更别说是慢性病了。患者要愿意尝试、努力，就给予相应的支持。如果没那个意愿，就别去打扰他了，让他自个儿待着就好。

我自己偏向于后者（前者太强人所难了，不喜欢）。如果患者明确表示什么也不想干，我就那样直接撤退、放弃的话，还是会感到"意犹未尽"的，有点未尽人力，于心不安。

也许可用前面提出的开放式结局的方法，毕竟不能强迫患者呀。

对疾病的自知力

❖ 即便没有自知力，也有生病的感觉

对疾病的自知力，就是认识到自己生病了。通常，正是知道自己生病了，才接受、配合治疗，但在精神科，患者可能对自己的疾病没有自知力，不认为是自己生病了，反而认为是他人或世间不对。典型的情形就是精神分裂症。

在慢性期，支持的一项内容就是帮助患者认识到生病了。如果成功，患者就会自觉服药、去看门

诊，维持自己的健康。

在急性期，一般都缺乏自知力，即便进入慢性期，大多数患者的自知力也不那么可靠。一旦重新出现急性期症状，自知力更会立马消失得无影无踪。

他们还是多有生病的感觉，就是觉得身体不舒服、哪里不对劲，怀疑是不是生病了呀，也即不舒服、不安、困惑交织的感觉。

生病的感觉模模糊糊不可靠，当然不愿意承认是生病了，更别说是精神疾病了。但作为身体疾病去就诊、检查，大多还是乐于去的。

❖ 身体诊疗成为突破口

在这个世上，人们大多羞于患精神疾病，而对身体疾病却没有太大的抵触。

在精神科急救中心，精神分裂症的急性期患者（一半以上由警察送来）多半在怒吼："我才不是精神病呢，搞什么鬼！"拒绝精神科医生问诊，给打镇静剂也会激烈反抗，最后只能是强制、强迫进行治疗。

这种时候，我会甩掉精神科医生的身份，顺势利用那一身白大褂，告诉患者，我担心他的健康，至少让给检查一下身体。患者一般都会配合，让给测体温、血压，进行听诊、触诊。

在进行身体检查的同时，就可以询问是否有幻觉、妄想等症状，获得各种信息。进行共情，患者的逆反心理会减弱，就可进而建议住院。这种方法可以奏效，也是因为患者在某种程度上已有生病的感觉。

对精神科患者，有时是可以通过身体检查来消除其防备的。

专栏　询问个人史、现病史的要点

关于患者的个人史、现病史，该向家人询问些什么呢？下面具体来看。

❖ 性　格

首先是患者的性格，是外向呢还是内向？是认真的、一板一眼的还是马马虎虎？固执吗？喜欢与人交往吗，朋友多吗？交友范围广吗？从小好照看吗，第一、二反抗期怎么样？血亲中有诊断或疑似精神疾病的吗（包括病名）？

❖ 青春期的变化及原因

需要询问人生轨迹中出现非连续性变化时期的情形（精神科称作转折期）。在青春期这个转折期，有以下情形吗？

（1）成绩急剧下滑。

（2）不再与朋友交往。

（3）拒绝上学。

（4）性格变了，人格变了。

（5）拒绝出门。

对于原因，家人一般都自有其解释，比如中高考压力、霸凌、其他压力、人际关系等，大多缺乏客观依据。人就是这样的存在，任何事不给找个理由就会心生不安、坐卧不宁，所以对家人的解释最好不要照单全收。

❖ 日常生活的样子

与家人同桌共餐吗？与家人对话吗（片言只语也行）？洗澡吗，剪发吗，洗衣服吗？偶尔外出吗（比如半夜三更去便利店等）？如果去便利店之类的，钱从哪儿来？日常作息有规律吗？行为冲动、大喊大叫吗？……

如果是青春期受挫型，即便不与家人打照面，把自己关在房间里，也可能让母亲给剪发，或者哪里透出一星半点的撒娇、亲近感来。

❖ 在房间里做什么吗

玩社交媒体吗？网上购物吗？看电视看书看杂志吗？……

也即关在自己房间里做什么吗（是否觉得无聊）？如果是有消遣而拒绝出门，则可以进一步了解情况（青春期受挫型）。如果什么也不做，就一个人长期关在房间里，一定是异常现象了。

❖ 室内的样子

了解室内的样子也很重要。

室内是干净整洁（还需要了解是否固定物品的放置位置）还是乱七八糟？如果四面墙上都贴着铝膜，或者窗户用黑纸糊住，则可怀疑是精神分裂症的妄想（比如有电波或者受到监视什么的）。是否为了找监听器把墙上的插座都拆了，或有其他类似的行为？作为一个人长期封闭生活的空间，是否有什么看起来不自然，让人感觉不舒服的地方？……

　　这些情形如果不积极询问，家人可能什么也不会说。要铭记，家人什么也没说，并不等于没有状况。如果忽视这一点，就可能遗漏关键的线索。

抑郁状态

辨别抑郁

❖ 抑郁≠抑郁症

让支持者备感烦恼的精神症状，莫过于抑郁、焦虑了。来精神科就诊的患者，除了躁狂症以外，又有谁能说自己与抑郁、焦虑完全不沾边呢？抑郁、焦虑可以说是反映精神状态不佳的最普遍的指标之一。

抑郁、焦虑几乎可能出现在各种各样的精神疾病中，当然不能简单地判断为"抑郁＝抑郁症；焦虑＝焦虑症"。只有详细诊察，综合考虑各种可能性，才能得出准确的诊断。在当今，偏偏不少人就相信那样直接（武断）的诊断模式，让事态变得愈加复杂、棘手。

❖ 对抑郁的三个认知

先来看抑郁。

为什么近来抑郁问题日益受关注呢?

◇ 在日本,法院开始认可过劳与抑郁症、自杀存在因果关系,普通民众也切身感受到抑郁症近在身边,随时可能发生。

◇ 出现抑郁是懒惰、毅力不够的表现呢,还是是抑郁症的症状?他人难以区分。这在职场上尤其成为普遍问题。

◇ 既然抗抑郁药可以缓解抑郁,那么服用药物不就可以得救了吗?这样想的人不在少数。

作为临床精神科医生,我看抑郁日益受关注不外乎与以上三点有关。如果不厘清这三点,想来与读者诸君的交流就可能各唱各调。下面一一来看。

❖ 不需要治疗的人

首先来看抑郁的原因。

有所谓的反应性抑郁状态(适应障碍抑郁型),比如高考落榜、被炒鱿鱼、失恋等,直面这些打击时,任谁都会变得情绪低落。患上身体疾病,为症状所苦，或对病程、预后感到不安，也可能陷入抑郁状态。

这样的抑郁，前因后果分明，也容易理解。出现反应性抑郁状态似乎顺理成章，但并不一定就会发展成抑郁症，大多为一过性的，会"适可而止"。

如果落榜、失业、失恋、身体疾病等问题解决了，相应的抑郁状态也会得到缓解。即便问题一时难以解决，抑郁状态也多半会随着时间的流逝而消弭于无形。如果尚可忍受，就不需要治疗了。

❖ 需要治疗的人

那过劳引发的抑郁呢？如果长期加班，几乎没法保证充足睡眠和按时饮食而出现抑郁，那么在某一时刻开始充分休息，身心状态会恢复吗？难！身心似乎一旦"越线"（坠入深渊），即便重压解除，也难以自然恢复。抑郁很容易如丸走坂，急剧恶化，甚至可能使人走到自杀那一步。

轻易地让劳动者"越线"的残酷工作环境，资方（老板）的冷漠、残酷，不用说自是一大社会问题。但作为普通民众，我们也应警觉，长时间加班是可能引发抑郁症，进而将人逼上绝路——自杀的。

有时压力并未达到让人"脱轨"的程度，也会有人患上抑郁症，比如离婚、外派、丧偶、更年期。人生遭遇这样的波澜，大多数人都会应付过去，但会有人因此而患上抑郁症。这是内心不够坚强吗？事实并非如此（详见后述）。

❖ 门诊室"鱼龙混杂"

现在精神科的抑郁症门诊可谓人满为患，都是些什么情形呢？

◇ 反应性抑郁状态（大多无须治疗）。

◇ 由过劳引发的抑郁症（因"越线"而坠入深渊的患者，既需要治疗，更需要改善工作环境）。

◇ 由一定的压力引发的抑郁症（需要治疗）。

◇ 由人格的偏离引发的抑郁状态（与其治疗，不如学会与内心相处）。

◇ 由其他精神疾病引发的抑郁状态（需要治疗其他精神疾病）。

以上情形都是抑郁，但其严重程度、治疗方法迥异。如果医生一律给开抗抑郁药（胡乱处方），情形只会变得愈加混乱。

❖ 关键点：抗抑郁药是否有效

对抑郁，抗抑郁药是否有效，应是最切实际的判断指标。采用任何其他的判断标准，都可能于治疗、支持无益。

抗抑郁药究竟对哪种抑郁有效呢（大概率的显著疗效）？具体来说，就是一直以来诊断、治疗的传统型抑郁症（内因性抑郁症）。所谓内因，大多为体质性因素或未知的生物学因素，而不是严苛的环境、压力、悲惨事件等明确的诱因。

具备这样的内因，加上一定的诱因（如离婚、外派、丧偶、更年期等，也许更应称为人生旅程中出现的变化）就有可能引发抑郁症。周围人也容易把这些诱因视为直接原因，让事态变得愈加复杂、棘手。

也有并非由一定的诱因导致的案例，如过劳引发的抑郁症。长期繁重劳动带来的身心疲惫，还有看不见未来的绝望感、无助感，是可能一下子将传统型抑郁症逼入绝境的。

传统型抑郁症

传统型抑郁症的病前性格特点是认真、专注、完美主义、执着等，也重视协调性，不会拒绝他人，不会自我调节，下班路上去酒吧喝一杯，也还是谈工作上的事，也即日本昭和时代的企业斗士。

发病年龄不论男女，多是四五十岁，也有更年轻的，但二十多岁的案例极少。

❖ 发病的诱因

通常是难以固守现有的生活方式（在他人看来，算不上什么大压力）而发病，比如遭遇丧偶、离婚、身体疾病、经济状况恶化、因人工智能（AI）的介入而使工作内容大幅度变化，或晋升、外派、换岗（工作内容也大幅度变化）等情况。

像晋升、结婚、生子等喜事，也会使当事者的生活方式发生巨大变化，从而成为危险因素。因固守以前的生活方式而难以适应现状，再加上内因，就有可能患上抑郁症。

比如就因为别人问"脸是不是有点浮肿啊"，有些人就出现了抑郁症，仅我所知就有 3 例（皆女子）。是不是别有深意啊，特意问脸是否浮肿，患者禁不住想。

❖ 主要症状

首先是失眠，尤其容易在半夜三更或天亮前醒来后再也睡不着，一直在床上翻来覆去、胡思乱想，也即早醒。

早醒后一直思维活跃、情绪焦躁，到该起床的时候，会觉得疲惫不堪，成为一天中最难受的时刻。到傍晚、晚上心情会变好一些。这种早上难受，傍晚、晚上变轻的情形被称作晨重晚轻的节律。

精神症状包括抑郁、悲观、绝望、不安、焦躁、胡思乱想、负面思维，有时情感麻木。

没有高兴、愉悦，什么都不想做，做什么事都千难万难；容易疲劳，去趟卫生间都困难；性欲也消失，对电视、网络、游戏、音乐等完全没有兴趣(兴致丧失)。

注意力集中困难、思维迟缓（思维停滞），多感觉思维能力下降。

食欲消失，体重减轻；因为自主神经失调，唾液分泌不足，常感口干；肠道蠕动变弱，易便秘；感觉头重，以及其他自主神经失调症状。

因为什么也做不了，从而责怪自己（自责感）；认为自己毫无价值（渺小妄想），甚至会觉得罪孽深重（自罪妄想）；有钱也觉得一贫如洗（贫困妄想）；或者坚信得了不治之症，并认为不配活着，活在世上也是累赘，以至于出现自杀（自杀观念、自杀企图）。

以上症状中，早醒、兴致丧失、思维停滞、自责感、渺小妄想、自杀等项目在诊断测试中分值都较高。

下面来看传统型抑郁症的应对。

❖ 为什么不能鼓励呢

现在很多人都知道抑郁症不能鼓励，这是为什么呢？大多不甚了了。其实这与抑郁症的特点之一自责感相关。

抑郁症患者原本就是极度认真、勤奋的主儿，已经是心有余而力不足、身心俱疲的状态了。如果再随口对他们说"加把劲儿"，在他们听来，无异于是在谴责他们"你努力不够，还不行"。这样会使其自责感加剧，甚至将其逼入穷途，所以不能鼓励他们。

那该怎么应对呢？

要保持轻松自然的态度。如果周围人也如临大敌、严阵以待，抑郁症患者就可能感觉"给添麻烦了；是我不对……"陷入自责感中不能自拔。即便周围人很上心、很体谅，也要装出一副轻松、自然的样子说："生病了吗，正好趁此机会好好休息一下。"

家人或周围的人可能想让患者出去散散心，比如提议去泡温泉、唱卡拉 OK 什么的，也是没法袖手旁观，在旁边干着急。

但最好不要这样做，因为其症状之一就是兴致的丧失。患者哪有精力、心力去泡温泉、唱卡拉 OK 呀，就是累、疲惫不堪。传统型抑郁症的人，原本就不会拒绝他人，难以拂人好意。即便心里万般不情愿，拒绝的话也说不出口。结果可能就跟着去泡温泉、唱卡拉 OK 了，但其内心的沉重可想而知。让他们静静地躺着休息，就是最好的应对。

❖ 迁延不愈的案例

传统型抑郁症发病后，如果治疗、疗养得当且及时，大多可在 1 年内缓解，但事实却是定期门诊长达数年的案例非常多。

症状减轻后不少患者为防止复发而长期服用抗抑郁药。抗抑郁药的使用原本应该逐渐减少以至停止，但有的患者一旦尝试减药、停药，就可能复发，还有的是患者（或家人）害怕复发而不敢减药或停药。

有的患者治疗持续数年，抑郁状态却未见减轻，也即治疗毫不见效。

确实也有难治性抑郁症，服用哪种药物效果都不理想，但也有可能是误诊。说是误诊，当然不会像将蛛网膜下腔出血诊断为急性阑尾炎这样错得离谱，而可能是混淆双相障碍，或者内分泌异常的并发症，或者与人格的偏离相关等。

❖ 抑郁症转化为神经症

还有更多的情形是抑郁症转化为神经症。

因为抑郁症，患者的人生大受影响，比如晋升之路受阻、成为裁员的对象、职场难以为继、家庭关系恶化、人生观发生变化⋯⋯

确实，与患病前相比，患者的容身之处变得"狭窄"。作为病人，"生病了吗，也是没有办法的事"，还有逃避的港湾，一旦治愈，这个最后的港湾也会失去。

极端一点说，"治愈即地狱"。即便传统型抑郁症治好了，神经症的发病机制也会起作用，将抑郁症的症状全盘继承下来，使症状迁延不愈。这样的案例在我看来是相当多的。

这时，就应中止药物疗法而转为精神疗法，医生也应尽力帮助改善其所置身的环境。可是，患者容易固守"病人＝处方开药"的认识，一旦减药或停药，症状就可能立即恶化，患者也不会承认自己是神经症。不是说患者在装病，而是心理机制在无意识中起作用。

面对这样的案例，不能不感叹"治愈未必等于幸福啊"，不免黯然神伤。应对可参考前文《自我的陷阱》这一节的内容。

老人的抑郁症

同是传统型抑郁症，老人的症状也可能迥异，让周围人无所适从。下面来看具体案例。

❖ 案例 1　在自罪妄想中煎熬、徘徊家中的老妇

A 女 73 岁，性格开朗、乐观。60 岁后开始学油画，也许是勤奋加天分，多次在市里举办的比赛中获奖，画油画也成为她人生最大的乐趣。

正好家里要重新装修，就顺便把以前儿子（已结婚另过）的房间改成画室，丈夫也支持。有了梦寐以求的画室，A 女更是整个身心投入到油画创作中。焉知数月后丈夫心脏病发作，不得不长期住院，家里就剩下 A 女了，进进出出都是一个人，孤孤单单的。

有一天晚上 A 女醒了，起来上卫生间。回到被窝里想到丈夫的事，怀疑是不是自己搞了个画室，沉迷在绘画里，对丈夫照顾不周，丈夫才心脏病发作、住院的呀。念及此，胸口一下疼得不行，

仿佛随时都会死过去一般，好不容易熬到天亮。

第二天她去附近医院看内科，但没有发现任何异常。其后胸痛每晚都会发作，使她对搞了个画室也愈加后悔，连家务也没法做。每一天她都在胸痛、后悔、不安中煎熬。

一周后碰巧儿子回来，看见老母亲样子憔悴，像僵尸一般在家里来回走个不停，不免大吃一惊。

对抑郁症，一般人的印象是情绪低落、垂头丧气。该案例的诱因是环境发生巨大变化，以疑病妄想（年老体弱使其加剧）、自罪妄想为主。如果老人不安、焦躁明显，在家里走个不停，又哭又叫的，容易误认为是痴呆综合征或歇斯底里的表现。

❖ 案例 2 气势汹汹的老人

B 男 77 岁，原为大学教授，丧偶后独居，在当地保健部门组织的体检中查出甘油三酯稍高。

医生让注意饮食结构，B 男对此似乎反应过度，每天都来保健所，让看其当天的食谱，完全无视保健师忙不忙。其执拗、以自我为中心的表现，不免给人气势汹汹的感觉。

一个月后 B 男在附近医院的内科再进行血液检查，发现甘油三酯的指标并没有降下来多少。他深感失望，要求医生给他开降脂药，但医生表示还不用服药，只要注意改善饮食结构就可以了，但 B 男坚信已改善饮食结构却无效。

B 男很快来到保健所，哭叫着说："我在你们这儿接受了饮食改善建议的呀，我还能怎么做……"继而在接待柜台前大喊，"你们是想让我去死吗?"保健师狼狈不堪，真心想说："得了得了，您老适可而止吧。"

在传统型抑郁症中，因对体检指标（或痴呆综合征自测结果）、些许金钱问题等额外担心，最终作茧自缚，将自己逼入穷途的老人不少。其在不安、焦躁中的表现，在周围人看来几乎与"麻烦人、气势汹汹型"无异。

好好安慰患者，详细问诊，也许会发现别的真相。

❖ 案例 3　忧心痴呆综合征的老人

C 男 80 岁，一个人到精神科就诊，是初诊，要求治疗痴呆综合征。C男自己办完初诊的手续，言行也没有一点痴呆综合征的样子。医生问他为什么觉得自己是痴呆综合征呢，他回答是记忆力变差了。昨天孙子揶揄他："哦，忘了？不会是痴呆综合征吧。"于是他开始担心，遂来就诊。

对该患者进行改良长谷川痴呆量表测试、MRI检查，没有发现痴呆综合征的迹象。为什么记忆力会变差呢？答案是轻度抑郁症所致。传统型抑郁症有注意力不集中的症状，再加上疑病妄想的影响，使记忆力看起来像变差了。给患者开了抗抑郁药进行治疗，症状缓解。

老人的抑郁症与痴呆综合征有时的确难以辨别，而且痴呆综合征早期也会出现轻度抑郁状态。为避免误诊，还是在心里绷紧抑郁症这根弦吧。

新型抑郁症是什么

对所谓的抑郁状态，是偷懒、毅力不够的表现呢还是抑郁症的症状？他人难以区分。这在职场上已成为普遍问题，新型抑郁症更是如此。

❖ 我行我素的印象

新型抑郁症不是医学术语，因与传统型抑郁症表现不同而受到关注。2012 年 4 月 29 日，日本广播协会在电视节目中以"职场上新型抑郁袭来"为题进行了专题报道，使该名称广为流传。

新型抑郁症至少在抑郁状态这点上与传统型抑郁症难以区分，但抗抑郁药基本无效（也许有安慰剂效果），且容易长期迁延不愈。

所谓新型抑郁症，具体来说：

◇ 不是传统型抑郁症。

◇ 是适应障碍、神经症（抑郁性神经症）、职场恐惧症、人格障碍等以抑郁症状为明显表现形式的心理障碍的统称。

如果仅仅是以上两点，显然不足以让电视节目以"职场上新型抑郁袭来"这样震撼性的字眼为标题，实际上新型抑郁症还有另一重要特点：

◇ 在周围人看来，患者的言行怎么都显得我行我素、没有责任感，像在偷奸耍滑。

❖ 那家伙，是真的病了吗

也许重要的是他人的印象。患者因抑郁症而休病假，同事不得不将他那份工作担起来。患者老老实实待在家里疗养也就罢了，可却在工作日的大白天去东京迪士尼乐园玩，将照片发在社交媒体上；同事去探病，却发现患者正在打游戏或者欣赏外国的电影呢。这样的传闻委实不少。

既然有精力娱乐，为什么还不赶快来上班呢，谁见了都恨不得规劝。可他们在病假即将结束时，抑郁状态又会恶化，就跟暑假过完、即将开学的小学生一样。

他们还理直气壮地声称休养是病人的权利，对同事帮他们做的分外工作并不心存感激。

他们一副厚颜的样子，让周围人难免心生厌恶、气愤。而患者却觉得是职场人际环境险恶、劳动强度过大导致自己得抑郁症的，自己可是被害者。新型抑郁症也因此而深受厌恶。

看见传统型抑郁症患者，大多数人会忍不住心生同情，而对新型抑郁症患者，则多半会心生反感。同事会忍不住怀疑，"那家伙，是真的病了吗?"可患者一直在精神科看门诊、服药,也有抑郁症的诊断书,真让人难以接受。

❖ 新型抑郁症的特点

新型抑郁症具体有哪些特点呢?

◇ 上班时抑郁,回家后症状减轻。

◇ 只要不是上班,就有心力享受兴趣、娱乐。

◇ 不时睡眠、饮食过量。

◇ 总是错在他人,不时表现出以自我为中心的倾向,强调自己的权利。

◇ 症状长期迁延不愈,或轻或重,在两个极端之间摇摆。

◇ 与传统型不同,病前性格多任性、言行不合常情(当事者自有理由,他人难以苟同)。

◇ 年纪多不太大。

有这些表现,被怀疑是装病、揶揄为"我行我素"也是无可奈何了。如果以上表现特别明显,则多半有人格障碍(尤其是边缘型人格障碍)的色彩。

实际上,因为边缘型人格障碍的症状之一"情绪多变"而被诊断为抑郁症的不在少数。拿出这样与误诊无异的诊断书，难怪周围人会感到困惑了。

❖ 精神上的时代病？

为什么会出现新型抑郁症呢？下面是我的一己之见。

首先，我们的内心出现什么变化与不适，是很难客观地了解、把握的，人们大多会往自己关注的事物上靠，以此来予以自我解答。

一个人如果担心患癌，就可能把身体上的丁点儿不舒服立即归为癌症的征兆，拒绝任何其他可能性（也可能是精神上的不调所致），并折腾起来，"我患癌了！"当我们心里不舒服时，就可能给自己找一个术语（无意识地）来解释、说服自己。

老人的抑郁症，如前所述，也容易表现为疑病妄想，那是因为老人多关注身体疾病。

精神上的不调或生之不易，自古以来就容易形诸那个时代的流行病，比如歇斯底里、神经症、神经衰弱、未成熟人格、解离性障碍、创伤等，周围人也似乎由此得以理解、安心。在那一连串时代病之后，现在是抑郁症（下一个该是发育障碍了吧）。

❖ 制药公司的责任不可谓不大

为什么抑郁症会成为时代病呢？这与制药公司的宣传轰炸、网络的推波助澜、对药物的过度信赖不无关系。

新型抗抑郁药 SSRI 类药物在日本上市是 1999 年。其时在美国，部分 SSRI 类药物已被称为阳光药物（尚未在日本上市的氟西汀，Fluoxetine，意思是只要吃了这个药，就会变得阳光、积极、快乐）。

制药公司为普及 SSRI 类药物，首先对医生展开宣传攻势。不仅是精神科医生，就是多为内科的民营诊所也成为他们宣传的目标，对此我至今记忆犹新。就像"打喷嚏了来一片感冒通，一日三次"一样，"情绪低落了，来 SSRI"，没有什么副作用，就给开药吧。

渐渐地，SSRI 就成为抗抑郁的首选药。如果精神科医生不给开 SSRI，仿佛就是不学习、落伍似的。

对普通大众的宣传也不一般，比如在 2000 年，由演员木之实奈奈打的电视广告：

我是真真实实的抑郁，

大家都来了解抑郁吧。
木之实奈奈恳求大家，
是人都可能抑郁，
演员木之实奈奈也抑郁。

2002 年的广告是：

抑郁，如果一个月以上了，
情绪低落，
做什么都没有兴致……
如果持续一个月以上，
请一定去看医生。

2004 年的广告词是"每天都难受"。在 2004 年左右，我也是工作生活诸般不顺心不如意，看了这个广告，也禁不住想我是不是抑郁了。

制药公司还开设咨询中心，招募受试者，积极地宣传抑郁。在这样的宣传轰炸下，到精神科就诊的门槛自然降低了，而"抑郁症是偷懒"这样的认识也得到纠正，兴许是其积极的一面。但世间也宛然形成了简单的认知模式：不开心、没有干劲儿就可能是抑郁症；吃了抗抑郁药，问题就可能解决。

❖ 网络也推波助澜

网络上抑郁症的自我诊断表泛滥，各种简化的"抑郁症基础知识""抗抑郁药的有效性"之类的信息也广为流传。

患有人格障碍的人，也有情绪低落的人，将自己诊断为抑郁症（看自我诊断表，很容易"对号入座"），然后根据网上的介绍选好抗抑郁药，到精神科要求给开。

有的还会根据在网上学来的一鳞半爪为自己开脱，"抑郁症不能鼓励，需要静养，不能勉强劳动，否则可能重新出现症状"，等等。也难怪有人揶揄其为"抑郁贵族"。

神丹妙药与救赎

❖ 绝不是装病

不少人以为抗抑郁药可缓解抑郁，自己也可由此而得到拯救。一旦知道抑郁症这个流行词（时代病），就可能把自己往那上面靠——"觉得郁闷了，抑郁症；过得艰难了，没有干劲儿了，抑郁症；人生不如意，抑郁症！"

仿佛抗抑郁药是拯救人生的灵丹妙药，但SSRI 并没有那样的神力，新型抑郁症患者的救赎之路也就渐行渐远。

前面我对新型抑郁症相当不客气，出语辛辣，但还请注意以下三点：

◇ 他们绝不是装病，虽然不懂世事，主观上还是相当痛苦的。

◇ 他们是惑于网络信息，并按其行动，是道听途说的被害者（我们也深受其困扰，也是被害者）。

◇ 因新型抑郁症而获益的人（会哭的孩子有糖吃），毕竟只是少数。

❖ 我的做法

新型抑郁症有值得同情的地方，但他们不时以作为被害者的抑郁症患者身份出现，自然招人反感。

对他们的治疗，应该按原发的心理障碍，比如神经症、恐惧症、人格障碍等进行治疗（应对）。可采用心理咨询、认知行为疗法、家庭疗法，或调整环境等。

长期服药、休养弊端多多，应首先抛弃"我是抑郁症"这种认识，尽管并不容易。

我的做法是先按患者要求给开抗抑郁药（无危险程度，不情不愿地），如果见效（安慰剂效果），万事大吉，但多无效果。我会再跟患者说："你看，对你的抑郁，抗抑郁药无效呢。"

患者基本听不进去，会感觉不快，仿佛被医生打败了一般。医生也不能拒绝给予治疗啊，只好一边哄着，好歹继续互动下去。说真的，相当无奈。

❖ 或许是人生不可或缺的一出戏码

大学毕业后好不容易进入一流企业，却患上新型抑郁症，反复休假，最后被迫辞职的人，我就亲眼见了好几位。要是被迫辞职，一定会相当震惊吧？不，他们纯粹是淡然处之，没有一丝惊慌失措，毋庸说，他们脸上浮现出如释重负的表情。

这些人无一例外都是升学、就职一帆风顺，在人生旅程中几乎没受过什么挫折。这样的人生轨迹，是按父母或社会的期待描绘的，并非他们自己的选择，于是心生不满、别扭。患了抑郁症，变得不幸，却也由此打破周围人的期待，在一团乱麻中将人生重新抓进手里。这就是他们的本意。

在一定程度上说，新型抑郁症是"延迟的自我塑造；迟来的成人礼；时至今日的逆反期"。或许新型抑郁症就是他们人生不可或缺的一出戏码。

❖ 是在考验我们吗

人格障碍的人原本就容易将自暴自弃、对世间的不满以抑郁症的形式表现出来（也因此有糖吃）。被公司炒鱿鱼，客观上看是否有如自伤行为？真是可怜又可恨的一群人啊。

对了，推特（Twitter）有个别称叫"傻瓜暴露器"，一个人的愚蠢、浅薄在推特上暴露无遗（我是坚决不用推特的）。

或许新型抑郁症就是我们支持者的暴露器，是在考验我们是否有器量，是否沉稳，是否具备深度共情、理解他人的能力。

双相障碍

抑郁症与躁郁症

❖ 虽说都称为抑郁

在日本，以前称为躁郁症的疾病，现在改称双相障碍了。为什么会这样呢？

所谓躁郁症，就是躁狂症和抑郁症，含有两种疾病反复交替出现的意思。要是这样，前面讲的传统型抑郁症就相当于躁郁症中的抑郁发作了，或者说，传统型抑郁症只是躁郁症的一部分症状，这样理解正确吗？

事实上，这样的理解是错误的。两者虽然都称为抑郁，却似是而非，病程、治疗方法也不同。想来是为了避免误解，才改称为双相障碍的。

❖ 先按抑郁症治疗

假设门诊室来了一位初诊患者，怀疑是抑郁症，但到底是抑郁症呢，还是双相障碍的抑郁发作？我可没有那份自信去区分。

双相障碍的 2/3 都从抑郁发作开始。即便询问患者，过去是否有躁狂发作的情形，大多也说不清楚：说不定是"春风得意马蹄疾"呢；或者与环境高度契合，整个人变得积极乐观了呢；或者找到人生的追求目标，精神百倍了呢；或者可能是病态的亢进状态呢。患者通常都难以判断。作为主治医生，我会怎么做呢？我会在心里存下双相障碍的念头，以传统型抑郁症开始治疗。据说当初诊断为抑郁症的，有 1/10 的案例可能在后来确诊为双相障碍。从概率上讲，先以传统型抑郁症治疗也有益无害。

两者从症状上难以区分，却也不乏蛛丝马迹，比如双相障碍发病年龄偏低（多为 20 多岁）；血亲中可能有双相障碍患者；病前性格多动、外向（或者说马虎），有时难以相处、情绪化（或者说情绪多变）。

线索大概就这些，却可能非常关键。

双相Ⅰ型与Ⅱ型

❖ 区分的意义

以前似乎双相障碍比较少见。从临床实践来看，近来双相障碍在增多，原因尚不明了。也许不是绝对数增加，而是以前漏诊、未就诊的情形较多。

双相障碍分为Ⅰ型与Ⅱ型是近来的事，也使精神科的视野拓宽了。

首先来看双相Ⅰ型。这非常好理解，其典型表现就是躁狂与抑郁几乎同等地反复交替出现，与躁郁症的称谓完美匹配。

那双相Ⅱ型是怎样的呢？

基本上以抑郁发作为主，长期迁延，无改善迹象，容易误诊为难治性传统型抑郁症。仔细观察，可发现偶尔有轻度躁狂发作露头（至少4日以上）。

❖ 双相Ⅱ型的躁狂特点

Ⅱ型躁狂发作多不是典型的躁狂状态，不仅容易被误认为是抑郁减轻，出现波动而已，而且多以冲动、烦躁的形式出现。原本长期无精打采、情绪低落的患者，有一天却突然变得暴躁易怒，出现严重的自伤行为，或者变得气势汹汹，甚至会出现性骚扰行为。周围人深受其扰，患者也莫名所以。如果不能证明是双相Ⅱ型的症状，其承担相应法律责任的后果就堪忧了。

长期抑郁与突然出现问题行为的情形，尤其与边缘型人格障碍相似。双相Ⅱ型多容易出现自杀、依赖症、惊恐障碍、摄食障碍等，也与人格障碍相仿佛。

也即以前诊断为其他障碍的案例，不少应该是双相Ⅱ型。

双相Ⅰ型与Ⅱ型之间也不是那么泾渭分明，两者之间还存在各种各样的中间型、过渡型，呈连续性谱系。说双相Ⅱ型的概念拓宽了精神科的视野，我是深有同感的。

❖ 双相Ⅰ型的躁狂特点

双相Ⅰ型的人躁狂发作时会无法入睡。"睡觉多浪费时间啊，我的头脑里金点子泉涌，使用哪一个都会让我分分秒秒成富翁。"大概就是这样的感觉。精力充沛、狂妄，感觉几乎无所不能；食欲、性欲亢进，想操纵他人；坐立不安，盛气凌人，花钱无度，有时出现性骚扰等问题，或者明显以权压人；攻击性强，说话用吼，为些许小事发怒、吵架；情绪高涨，可能感极而泣；也可能突然宣布要参加竞选，或者买豪车，或者去烟花巷当散财童子，或者去赌博，输得一干二净。在躁狂状态下，不仅金钱、信誉堕地，还可能进班房。

整个人变得危险，让周围人苦笑、蹙眉、变色，就是双相Ⅰ型的躁狂特点（也有更温和一点的躁狂状态）；Ⅱ型则冲动性、烦躁明显，多有人格障碍缺乏一致性的色彩。

双相Ⅱ型、Ⅰ型都有自杀的危险，也许与由躁狂状态跌落抑郁状态时出现强烈的自我厌恶、自我否定大大相关。

药物疗法的种类

❖ 先给开碳酸锂

前面说传统型抑郁症的抑郁状态与双相障碍的抑郁发作难以区分。那治疗又如何呢，有必要区分吗？

传统型抑郁症主要以抗抑郁药进行治疗，症状缓解到一定程度后，再辅以认知行为疗法或改善环境，效果更好。

对双相障碍的抑郁发作，一般认为抗抑郁药无效，然而实际上也有一定效果，或者说因案例不同而不同。至少确诊为双相障碍后，医生大多会给开碳酸锂（Lithium Carbonate），且须终身服用（维持血药浓度）。

从这个意义上来说，双相障碍是慢性病，而传统型抑郁症是一过性疾病（尽管多复发）。

按时服用碳酸锂，病情多可保持稳定，是有点偏抑郁的稳定。周围人看见病情稳定，心里可能松口气，患者却多少有些不满。

对患者来说，也许轻度躁狂状态才正常（如果患者说"完全正常了"，那十有八九是已跌入重度躁狂状态了）。即便是轻度躁狂状态，也有可能让患者的人生偏离常轨，要让患者认识到这点却绝非易事。

❖ 其他心境稳定剂

碳酸锂是心境稳定剂，其他心境稳定剂还有丙戊酸钠（Sodium Valproate）、卡马西平（Carbamazepine）、拉莫三嗪（Lamotrigine），据说拉莫三嗪对抑郁状态效果尤其好，但卡马西平、拉莫三嗪容易引发史－约综合征（Stevens-Johnson Syndrome，SJS），出现表皮细胞坏死、溶解的症状，所以开处方颇多顾忌（尤其是拉莫三嗪）。

非典型抗精神病药物奥氮平（Olanzapine）、喹硫平（Quetiapine）也有效，但糖尿病患者无法使用（诱发高血糖），也非常容易导致肥胖。其所致肥胖可能让人看起来大为走样，仿佛变了一个人，我是尽量不用。精神症状得到改善，却胖了15千克，这样的药物不用也罢。

丙戊酸钠、卡马西平、拉莫三嗪原本是抗癫痫药，而奥氮平、喹硫平原本是治疗精神分裂症的药物，近来像这样发现药物新的治疗效果的情形不少。

单看患者服用药物的名称未必能猜出治的是什么病。有时患者在网上查了药物的适应证，也会怀疑患了癫痫，或者精神分裂症，支持者对此要做到心中有数。

MECT 治疗法

❖ 全身麻醉下进行，不痛苦

除药物疗法外，还有改良电休克疗法（MECT），是电休克疗法（会出现痉挛，同癫痫发作一样）的改良版。方法是在麻醉医生施行全身麻醉后，再给头皮上贴着的电极垫通上电，让 100 伏左右的电流通过大脑数秒钟。

麻醉会使用肌肉松弛剂，不会出现痉挛，患者不会感到痛苦。一般 1 日 1 次，1 周 3 次，10 次左右为 1 疗程。MECT 是再简单不过的疗法了，医保也负担治疗费用，是日本厚生劳动省认可的治疗法。

❖ 就像电脑重启一样吗

电休克治疗原本用于精神分裂症的治疗，现在也用于抑郁症的治疗（难治性或自杀企图明显的案例等）。此疗法对躁狂发作也有效，但多半难征得患者同意，所以采用得少；对神经症、人格障碍无效。

为什么电休克治疗有效呢？电休克治疗是基于经验的疗法，作用机制尚不明了。简单来说，就像计算机运行不正常了，再重启一下（也许不知道是什么原因），可能就恢复正常了。

改良电休克疗法使用肌肉松弛剂后不会出现痉挛，但脑电波有 1～2 分钟与痉挛发作时相同。副作用是逆行性遗忘，但会逐渐恢复。有人担心大脑通电会不会损伤大脑，导致痴呆综合征什么的。这个不用担心，没有那回事。如果我陷入重度抑郁状态，也许我会考虑接受改良电休克疗法，而不是服用大量的药物。

针对双相障碍，还有认知疗法、人际互动疗法、社会节奏疗法等精神疗法。

压力相关障碍

神 经 症

❖ 病名变化

压力相关障碍的名称近来变化颇大，其中"神经症"一词也不再使用，而细化为如下名称。

◇ 焦虑性神经症：全面性焦虑障碍或惊恐障碍。

◇ 恐惧症：广场恐惧症、社交恐惧症、特定恐惧症。

◇ 强迫性神经症：强迫症。

◇ 抑郁性神经症：适应障碍（在压力刺激后 1 个月内发病，压力源消失后症状持续 6 个月以下）、心境不良症（持续 2 年以上）。

◇ 歇斯底里（歇斯底里性神经症）：解离性障碍、转换性障碍。

所谓神经症就是难以应对压力时出现的身心功能障碍。它在内心烦恼、有纠葛之后出现，也即经过"努力了，却无能为力"的过程，继而陷入无助感，与性格、出生成长经历也不无关系。

❖ 支持者必备的神经症知识

单看以上说明，想来也难以理解神经症，可回想前面讲的抑郁症转化为神经症的内容。神经症作为一种疾病，对患者来说，治愈未必是好事，没有那么一清二楚的事情。听到神经症的病名，支持者头脑里会浮现以下内容吧？

◇ 以药物治疗为辅（抗焦虑药只是一时之计）。

◇ 治疗以精神疗法（心理咨询、认知行为疗法等）、改善环境、应对压力源为主。

◇ 与性格密切相关，容易慢性化或重新出现症状。

◇ 不能过度期待治疗，更应学会与世间相处、妥协，也即从根本上审视自己的生存方式、人生观。

◇ 患者一般有疾病自知力，但多半漠然处之，仿佛是他人的事。

◇ 有时患者似乎乐于有神经症这个"护身符"。尽管苦于神经症的症状，但作为患者，就可以之为借口，进行自我辩护、辩解。也即可以扭曲的自我形象逃避责任、义务（疾病特权），不少患者因此而不愿意治愈（嘴上倒是说希望早日治好）。

◇ 有的患者即便长期接受治疗，也没有任何好转，看起来真可怜，实际上可能正是他们潜意识中所渴求的（是潜意识，不是装病）。也即对患者来说，治愈并不等于有益。

会想到以上内容吧？如果没有，作为支持者，就得赶快学习了。

对"护身符"的说法，也许有的读者会以为太过辛辣，是偏见、恶意，为之愤愤不平，认为笔者也太不厚道了。

可支持者需要知道啊。不论多么努力，其热心、诚心也未必有回报、有反响，还可能心力耗竭。在众多棘手的案例中，多半有"护身符"这种潜意识在作怪。

❖ 为什么不再使用 "神经症" 这个称谓了呢

要让我来定义啊，神经症就是可逆的、一时的身心障碍，有可能通过巫术、催眠术等进行治疗。

这样的定义，是不是感觉挺可疑？神经症就有这个味道，好像装病一般。如果情况对自己有利，病就可能很快缓解（如果不合己意，就可能恶化）。是真的想治好吗？让人忍不住想问。如果心理咨询有效，那巫术、催眠术是不是也可派上用场？

将神经症变为什么什么障碍的，是否也是想给它好歹披上一层科学的外衣？至少不乏这样厚道一点的想法。

不再使用 "神经症" 这个称谓还有一个更大的原因，那就是 "生物学因素 vs. 心理因素" 这种对立模式不再成立。

精神分裂症、抑郁症（除新型抑郁症）、双相障碍主要由生物学因素引发，药物治疗是关键，不能完全依赖精神疗法；神经症则多由心理因素引发，主要采用精神疗法。以前是这样认识的，其治疗策略也据此展开。

近来不少诊断为神经症的案例却显现出生物学

因素也关系巨大，比如惊恐障碍、全面性焦虑障碍、强迫症等，有的抗抑郁药（SRRI）也有效，"神经症"这个名称就有点名实不符了。

❖ 并非小病

与精神分裂症、抑郁症、双相障碍相比，神经症容易被视为小病，事实上却并非如此。强迫症发展到重度，就可能与精神分裂症难以区分。因为强迫症状，患者可能被迫困居家中，或者要求家人给确认，将家人卷入其中，让人无可奈何。

即便压力源消失，神经症也可能慢性化，或者终身反反复复，因此绝非相对较轻的精神疾病。有的人甚至因此拒绝出门，人生之路不知通往何方。

以前曾风靡一时的弗洛伊德学说也风光不再。唉，也没必要如此轻视啊，可世间就是这样一阵风一阵风似的。

也有不少医生还是给出××神经症的诊断名称，绝非医生冥顽不化，实在是想强调其"护身符"的作用。

创伤后应激障碍

❖ 三个主要症状

所谓创伤后应激障碍（PTSD），就是遭遇大灾难、大事故、恐怖活动、战争等后出现症状，是事出有因。一个人身心安全遭到严重威胁，而且完全无力抵抗、保护自己，由此而生的无力感、无助感会深刻心头。然后会怎样呢？据世界卫生组织所编的《国际疾病分类》第11版，也即《疾病目录》（ICD-11），患者可能深为"再体验症状、回避症状、长期持续的威胁"所苦。

（1）再体验症状。

带来心理创伤的悲惨事件，不必强调任何缘由、意义，仅以当时惨烈的声音、影像等活生生地印入心头（创伤记忆）。其后随着时间的流逝，创伤记忆没有丝毫减弱、消失的迹象。回归正常生活轨迹后，创伤记忆以噩梦的形式让患者痛苦万分；或者因思及创伤记忆而心生恐惧；有时创伤记忆甚至逼真地完全复苏，让人无可逃避（闪回）。可以说是对创伤记忆的过敏，让患者深受其苦。这就是再体验症状。

（2）回避症状。

患者有意识地回避可能引发创伤记忆、体验的事物，日常生活、人生舞台也因此而变窄。有的可能逃避到依赖症里（也是一种自我治愈行为）；或者以自伤行为转移注意力；或者出现解离症状。为了远离创伤记忆，结果却适得其反，再次受到伤害。这就是回避症状。

（3）长期持续的威胁。

这个有点难以理解。我们身陷危险状况时，会分泌肾上腺素，导致神经高度紧张，觉醒水平上升，进入战斗状态，以应对危险。如果这种高度觉醒状态长期持续，或者经常惊骇莫名，就是长期持续的威胁，也即虽已置身于安全环境，还是难以从高度紧张、草木皆兵的氛围中脱身。

❖❖❖ **复杂性 PTSD**

创伤后应激障碍也不全是遭遇惨烈的场面所致。

比如儿童虐待、家暴。一次疏于照料（儿童忽视①）并不会立即出现影响。如果皮肤上没有出现大片瘀青或者骨折，家暴也不容易被发现吧？如果虐待、家暴长期反复进行，就可能变成长期的、慢性的创伤体验（容易隐蔽进行，难暴露于世间）而深刻被害者心中。

这种长期的、慢性的，且多是幼小时期深刻心头的创伤造成的创伤后应激障碍（PTSD），就是复杂性 PTSD。

复杂性 PTSD 除前述三个症状外，还有情感调节不良、否定自我、人际互动困难的症状。

（1）情感调节不良。

难以切身感受到高兴、愉悦、成就感、幸福感等正面情感；现实感稀薄，有时情感麻木；或者陷于愤怒、烦躁不安、焦虑、悲伤、自责感等负面情感而难以自拔，痛苦不堪。

（2）否定自我。

自我评价低，容易自我否定。

---

① 指放弃或懈怠育儿活动，比如不给予充足的饮食，不给保障个人清洁卫生，生病或受伤时不带去就医等。

（3）人际互动困难。

对他人的期待、评价极端，难以与他人保持适当距离；容易陷入支配、被支配或者加害者、被害者等靠双方力量对比形成的扭曲的人际互动模式，也即难以与他人形成健康的、对等的、稳定的人际互动关系。

上述情感调节不良、否定自我、人际互动困难这三个症状被统称为自我调节障碍（Disturbances in Self-Organization，DSO）。是不是与边缘型人格障碍的症状相似呀？几乎完全相同。DSO 与边缘型人格障碍的成因也有诸多交叉、重叠的地方，想来支持者对复杂性 PTSD 并不陌生。

各种各样的压力

❖ 如何感受、认识的问题

再来谈一下压力。压力究竟是什么呢？就是引发不快、愤怒、恐惧、悲伤等负面情绪的所有事物或状态，比如严寒、酷暑、噪音、振动、疲劳、饥饿、担心的事情、提心吊胆、不满、悔恨、失望、绝望、懒得动弹、麻烦……数起来会没有尽头。

没有压力也未必是好事。成就感、胜利感，就是因为战胜了压力，感受才更强烈、真实；太简单的游戏，即便过关也会觉得没有意思；没有压力的人生，太过平坦、一览无余，也太乏味了。

有时患者以为是压力，在他人看来却未必。拒绝出门的年轻人，与快递小哥打个照面就可能觉得颇有压力，但在我们这些每日为生计奔波的人看来，那也是压力吗？

或者对某人抱有被害妄想，那他的所有言行都可能成为压力扑面而来。看见笑颜，不是在嘲笑"我"吧？要是表情严肃，那一定是在打什么坏主意。不论什么都会往坏的方面想，给自己造成压力。

压力不会单独存在，还有如何感受、认识的问题。

❖ 悲惨的现实与支持者的压力

像性骚扰、虐待、霸凌等本身就是纯粹的压力源，也许称为邪恶更准确。即便被害者（有时是加害者）并不视其为压力，也会日积月累地被伤害。有的压力甚至会让被害者扭曲认知，接受、肯定扭曲的现实。比如受到性虐待的孩子，就可能以为性虐待是孝顺父母的表现，或者是为保持家庭和平的仪式，或者是作为坏孩子而受到的惩罚。这样的案例很少浮出水面，被害者也缺乏被害的意识，介入更难。

支持者在职业生涯中，大多会遭遇这样的案例，会深感无能为力。那无异于加诸支持者身上的严重压力，会像重金属一样在心里积蓄，无法排泄出来。只能祈愿那样的案例早日暴露，大家共同应对（作为压力源的毒性就会减弱）。

其他还能做什么呢？遗憾的是，没有什么直接的、有效的办法。我们能做的，就是努力建立一个让加害者羞于存身的健康的、健全的社会。

人格障碍

什么是人格障碍

❖ 超过限度的心理偏离

谁的心理都多少有点偏离，但偏离也应有一定限度、节制。一个人可能把什么事都往负面看，那是他的自由，如果因此而处处受挫、受损，却声称要报复世间，做出种种危害他人、社会的事情，就是明显的异常。一个人可以自信满满，但也不能因此而贬低他人、不尊重他人。

也许家庭、社会、大脑共同作用，造就出各种偏离的类型或倾向，也即困扰他人、仿佛故意让自己的人生之路越走越窄的各种心理倾向。它们被归结为几种类型，称为人格障碍。

❖ 只是偏离某种价值观

人格障碍的分类并不那么严谨或客观，也受世俗的价值观、思潮左右。

比如德国著名的精神医学家汉斯·格鲁勒 (Hans W. Gruhle 1880—1958) 在 1922 年提出了异常性格类型的说法，其中有天生浪荡女型（Der Geborene Vagant），其描述是"与女友们在地下室、仓库等地逗留，夜不归宿；性格轻浮、行为轻率；喜欢逃学或旷工，为人浮躁，与浪荡子不相上下；性早熟，沉迷情事，最终多沦落烟花巷"（切替辰哉，《精神医学的性格学》，金原出版，1984）。

现今的日本也不乏那一类型的人物，但格鲁勒将其专门作为一个类型提出来，从中不难看出其道德观、社会观以及对女性的看法。他如果生活在当今，难免会提出社交媒体热心点赞型、手机控型什么的。

边缘型人格障碍

❖ 不知道就不算入门

我经常为支持者做讲座或培训，最常要求讲的题目是"气势汹汹型的对策""人格障碍的理解与应对"，基本上讲的都是边缘型人格障碍（BPD）。

人格障碍有几种类型，最让支持者困扰、痛苦的莫过于 BPD。反社会型人格障碍、自恋型人格障碍有时也成为问题，实际上与 BPD 重复诊断的居多。在支持一线，如果当事者让人感到困扰、难以应对，将其视为 BPD，一般八九不离十，所以讲座、研讨会也多以 BPD 为中心展开。

在保健所召开的案例分析会上，会有保健师、上门护理家政工①、护理协调员、福利部门的职

---

① 指日本护理保险制度下，为日常生活难以自理的高龄老人或障碍者提供身体护理和（或）家政服务的人员。

员、儿童咨询中心①的职员等参加，边缘型人格障碍的名称出现的频率不低，却没有人会做任何解释，仿佛大家都熟稔一般。如果不知道BPD，不但会显得外行，更可能听得云里雾里，不得要领，因此作为支持者，不了解BPD就不算入门。

❖ 什么之间的边缘

不时有人问"边缘型"是什么意思，是"什么的边缘，是正常与异常之间吗"？确实，BPD名称的由来与对其认识的历史有关。

BPD的人，以前被怀疑是患有神经症的一种。其表现出的抑郁、强迫、歇斯底里，不乏神经症的色彩，但对其进行详细的心理检查后发现，部分病态的心理机制已达到精神病的程度。于是BPD被视为处于神经症与精神分裂症之间的疾病。

后来疾病概念、分类体系大幅度变化，BPD被归到人格障碍里，采用的"边缘型"一词仍含有

---

① 指日本为促进儿童福利，为相关儿童及其家人、学校等提供咨询、建议、指导、调查，并为有需要的儿童提供临时保护或长期养育等一系列服务的公立机构。

神经症与精神分裂症之间的意味，所以说是"正常与异常之间的边缘"似乎也没有什么不妥。

❖ 根植于内心的空虚感、冲动性

BPD 的人有两个明显的特点，即空虚感和冲动性，前者与出生、成长经历密切相关；后者与生物学因素密切相关。下面具体来看。

首先来看空虚感。BPD 内心的空虚感无边无际，有时会让他人感到不舒服，具体是怎样的呢？

比如着装、化妆太新奇、太夸张，总觉得有那么一点不搭；或者戴上色彩鲜艳的有色隐形眼镜进入门诊室，显得怪异又似乎是为了挑战；或者整个人散发出完全矛盾的气息，比如傲慢与自我厌恶、无助与可憎、愤怒与寂寞等，给人危险、不稳定的感觉。总之就是那样令人感到不舒服。

而脾气暴躁、容易发飙、翻脸不认人的冲动性，即便人乍看显得老实，其言行也会露出端倪。

当我们不经意间感受到他们的空虚感、冲动性，我们就会如福至心灵般警觉，"啊，是 BPD！"

空虚感会带来什么

内心的空虚感无边无际时，会出现什么症状呢？

❖ 不会适可而止

患者内心空虚，就需要填补，可无论怎么做，那个空洞都填不满，于是行为愈加升级、过度。

BPD 的人似乎不知道限度，不会适可而止；没有刹车，没有节制。前面讲着装太新奇，也与此有关。

对依赖症，有各种各样的定义，我想其中一点就是不会适可而止。不少 BPD 的人也有酒精依赖症、药物依赖症或其他各种依赖症，也与不知限度有关。

不少 BPD 还有摄食障碍，也是出于同样的原因。他们的发飙、执拗，想来大家都不会陌生，也是不会适可而止的表现（与冲动性也大为相关）。

❖ 现实感稀薄

患者因为空虚感严重，现实感也稀薄，似乎缺乏活着的真切感，犹如人格解体一般游荡世间。在他人看来，就是无精打采或自暴自弃的表现了。

他们一旦厌倦了平常的日子，或者遭遇什么刺激、不如意，就可能冲动性爆发，多半将矛头对准自己，出现自伤、自杀企图等过激行为（自我毁灭行为）。

好像不过度不足以提高觉醒水平一般。多出现怪异、夸张的表现，也是为了抵抗现实感的稀薄。

❖ 世界观缺乏一致性

患者现实感稀薄，也容易引发妄想或曲解，或者出现解离症状，世界观也容易因为些许小事而颠覆。下面来看一个例子。

一位年轻女子患有摄食障碍，来门诊时总是浓妆艳抹、超短裙出场，似乎故意挑战他人一般。

女子最关心的是体重，41 千克这个数字仿佛具有魔力一般。女子表示，如果不小心超过这个限度 100 克，整个世界都会变得冷漠、疏远，充满敌意。在路上走，也会被挡道，或撞上什么东西，甚至被人找碴；去餐馆，要么没侍者接待要么被插队；打出租车，绝对不会有车停下来。

如果努力将体重降下100克，世界立马会变得阳光。走在路上，会有人搭讪问是演员吗，或者给让道；去餐馆，会给引导去靠窗的最佳位置，推荐秘藏的菜品，尊若贵宾；去买衣服，店员会专门从后面拿出压箱底的款式；想打出租车，会有人给招停。整个世界都看重自己、宠爱自己。

就因为体重增减100克，世界就发生这样巨大的变化，真让人难以置信，可在女子的主观世界里，却是真真实实存在的。除了现实感稀薄外，也与强烈的自恋、不安感不无关系。

女子以自己的体重为标准感受这个世界。对这样非同寻常的标准，他人难以想象，可BPD的人就有这种倾向。他们喜怒哀乐的原因与众不同，不免让周围人困惑，视之为情绪多变或我行我素。

❖ 理想化与跌落尘埃

空虚感让BPD的人产生无助感，好像脚步虚浮不稳、没有支撑，又如被扔进森林里的孩子。

BPD 的人总是渴望有人帮助自己，全面接受、肯定自己，也即总是在乎我、优先满足我，完全按我的要求做，否则绝不饶恕。这样的期待太沉重，他人难以负荷。

那样无疑是强人所难。他人一旦不如己意，立即会觉得被抛弃，失望、绝望，转而滋生憎恨。在他人看来，那位刚才不还是你的"救世主"、世界上你最在乎的人吗，怎么转眼之间就变成"那个鬼东西，去死吧"了呢（理想化与跌落尘埃）？

放任想象自由翱翔，将他人美化、理想化，稍不如意就陷入愤怒、憎恨、绝望之中，宛如一个人在恋爱。这样幼稚、极端的人际互动关系（也被称为恋爱体质）是 BPD 的典型表现之一。

有的好莱坞女星结婚、离婚几次三番，其结婚对象多为渣男也是不争的事实。这也是 BPD 的表现。

❖ 情绪多变

空虚感带来的无助感，还会让他们陷入慢性焦虑、情绪不稳之中。有时情绪低落，有时又感觉几乎无所不能，变得狂妄自大。总之情绪变化如万花简般，让人哑然。

情绪低落时与抑郁症、双相障碍的抑郁发作、适应障碍等难以区分。

❖ 谁都信不过

长期置身于空虚感之中，就会谁都信不过，BPD 从来不会无条件地信赖他人。

总是怀疑善意、诚意，还情不自禁地去试探、考验、动摇。对好不容易建立起来的友好互动关系，仿佛故意要去摧毁一般。如果关系终被破坏，还会叹息："你看，谁都不能信任，对吧?"如果没能成功摧毁，破坏行为就会进一步升级，不达目的决不罢休。

一定要跌入失望、绝望的深渊，仿佛被施了魔咒一般。支持者对这一点一定要做到心中有数，否则就可能被他们牵着鼻子走，或者被愤怒冲昏头脑，丧失理智。

❖ 不合时俗

长期置身于空虚感之中，还容易不合时俗。所谓时俗，就是信赖世间，在一定程度上与世间共沉浮。BPD 的人非常自恋，偏爱特立独行。

即便是高学历或出类拔萃的人，也可能缺乏常识，不通世事，好像不食人间烟火一般。

他们以独特性肯定自己，下一秒就可能认为自己一钱不值，陷入自我厌恶之中。这也是其情绪不稳的表现之一。

这些都是与空虚感相关的症状，没有必要一一记下来，有所了解，在现场就足以应对了。

没有单独列出冲动性的症状。BPD 的人脾气暴躁，很容易滑入自伤行为里去，也与空虚感相关。需要记住的是，BPD 的人有这些行为表现，并不是出于恶意、故意，他们也深受其苦，是被害者。

被抛弃的不安

在现场与 BPD 的人互动时，一定要记住被抛弃的不安、试探、操纵这三点。下面逐一来看。

❖ 一句"再见"引发的自杀企图

先来看被抛弃的不安。前面讲到理想化与跌落尘埃，讲到 BPD 可能因为些许小事而陷入被抛弃的不安之中，从而自暴自弃或仇恨他人。即便支持者根本没有"抛弃"这样极端的、富有戏剧色彩的想法，而是以平常心与之互动，他们也不可能对双方的互动保持淡泊心态。

我在以前那家医院上班的时候，一位 BPD 女子碰巧成为我的患者，每周到我那儿门诊。一般门诊结束时都会相互道别，医生大多会说"多保重"。不知道怎么回事那天我没说"多保重"而是说了"再见"。也没有什么特别的原因，也许感觉每次都说"多保重"太单调了。可是，就在那天晚上，女子企图自杀，被送去急救了。

明白了吗？仅仅因为我说了一句"再见"！按常识，这没有任何问题呀。尽管"再见"也因场景、语调、语气而有言外之意，比如可能是"下次见"，也或者有比较沉重的"从此不再相见"的意思。女子可能理解成后者了，以为被抛弃，陷入绝望，还有（或许）也是想以死相威胁，以至于出现自杀企图（未遂）。

老实说，一句"再见"引发自杀企图，真的让人受不了，太让人无语了。一句简单的问候就能过度解读并陷入绝望，也说明他们是怎样日夜置身于被抛弃的不安、恐惧之中，并深受其苦的。也许我不该随口来一句"再见"，但谁又能料到那样的后果呢（我对该女子也不乏否定情绪，也许才在潜意识下说出"再见"这样的多义词来。而让他人觉得错了、自责，正是 BPD 的秘密武器）？写到这儿，不由得想起前面谈到的有关程序化应对的内容来。

❖ 不是性急，更是……

BPD 的人可能突然发脾气、愤怒，问他们原因，也不会说，而是吼"你自己还不知道吗"。这多半与其被抛弃的不安有关。是什么引发了他们被抛弃的不安，我们大概想破脑袋也想不出来。

也许是和颜悦色的程度不够？为了维持互动，支持者已经够和颜悦色了啊，可患者的被抛弃不安感还与和颜悦色的质、量相关。

整体来说 BPD 的人脾气急，可也不单是性急。

假设 BPD 的人来办事，通常工作人员会直接接待，可电话突然响起来，于是工作人员一手指电话，告知 BPD "对不起，请稍等一下"，然后开始接电话，并想着尽快结束。可 10 秒钟后，BPD 就会吼一句"再也不来了",怒气冲冲地离开。有这样的情形吧?说是再也不来了,多半还会投诉。

这样的情形是性急吗?更应该是在优先顺序上:"我"比电话重要,但感觉被抛弃(轻视)了,是不安增强的表现。在工作人员看来,不就 10 秒钟吗,用得着这样暴怒吗?可对 BPD 的人来说,直面被抛弃的不安,已经忍受 10 秒钟了。是这样的心态吧?

❖ 不要引发过度期待

怎样才能避免引发 BPD 被抛弃的不安呢?不论怎么小心翼翼,还是有防不胜防的时候,毕竟他们的感性非同一般。

作为对策,就是别让 BPD 过度期待,别想成为"理想的人、富有魅力的人"。期待越大,就越不可能满足,他们就越容易觉得被抛弃成真,从而惊恐或发脾气。即便混乱一时收场,他们被抛弃的怨恨也会持续,说不定什么时候就会转为报复(他们基本上都很执拗,执拗升级,就是纠缠不休了)。

最好的预防对策就是出演"不说谎、不偷懒、勤恳工作,但呆板、乏味的人"这样的角色。这样最安全，但需要事先知道其为 BPD。作为支持者，我们当然不想做那样的人。你要是根本不想出演"不说谎、不偷懒、勤恳工作，但呆板、乏味的人"这样的角色，你就不适合做支持者，因为你只想当好人。

也请参考后面的专栏《如何避免引发 BPD 的被抛弃不安感》的内容。

如果向 BPD 发出"不行；做不到；不可能"等否定信息，也会引发其被抛弃的不安，应对方法可参考后面有关应对关键的内容。

❖ 如果 BPD 发飙，该怎么办

当 BPD 发飙时，如果支持者惊慌失措，BPD 就会想，"看吧，就是轻视我、不尊重我，感到内疚了，所以才惊慌失措"。也即支持者的进退失据更会火上浇油。

支持者一定要保持镇定，等 BPD 冷静下来（参见前面有关气势汹汹型的内容）。等 BPD 冷静后，如果是我，会这样说：

"也许我哪句话说得不对，如果是那样的话，我道歉。不过，说老实话，我真不知道错在哪儿。"

语气要诚恳、真挚。也就等于告诉 BPD，我并没有抛弃他，更没有任何轻视的意思。一定不要露出厌烦的神情、态度，那样才安全。

试　探

❖ 不会"以心相许"

前面多次说到，BPD 的人不信赖他人、世间，是因为他们深陷被抛弃的不安之中。他们认为被抛弃的不安绝对不是空穴来风、不是想歪了，而是现实中不时遭遇的情形，比如主治医生说"再见"什么的。

BPD 对支持者也很难"以心相许"，即便表面上笑脸相迎。总是对他人充满疑虑也不好受，所以他们热切渴望支持者关心、爱护、尊重自己，不加以试探、确认简直待不下去。

❖ 难题什么时候来

我曾与一位护理协调员聊天，他告知，如果当事者或其家人是 BPD，他们一定会选准时机出难题，比如法定节假日前一天的下午 5 点钟左右，或者 12 月 28 日傍晚。总之是在大家都无心工作的时候，而问题也并不是在那个时刻发生的，非要在那个时候解决。

护理协调员很无奈，忍不住想问："为什么专挑这个时候？"对 BPD 来说，就要在这样艰难的时刻，才能试探支持者是否真诚地关心他。就是要在不凑巧的时候出难题，才能试探支持者。

虽然理解他们的逻辑，可试探支持者，实在是很令人困扰、很不礼貌的行为啊，支持者会感到恼火、愤怒。而身不由己要试探支持者，正是 BPD 心中的魔障。如果因此而冲他们发火，他们也不知道我们为什么发火。

我们只能在内心里说"他们就是那样的"，并强装笑脸。

BPD 的年轻女子可能有割腕的自伤行为。对割腕，多解释为"将心理的痛苦转化为身体的痛苦，是应对困难的惨烈手段"。

看见手持刀片自伤，鲜红的血液汩汩而出，或是看到其手腕上留下的伤痕触目惊心，任谁都会震惊、动摇。难说没有用这样极端的手段来试探周围人的意思。看见鲜血汩汩而出，还手持刀片，谁能够无动于衷呢？看见手腕上的伤痕，又有谁不会内心慌乱？用割腕让周围人惊慌失措，看他们怎么表现，并以此来衡量自己在他们心目中的位置、价值。也不乏这样的动机吧？

❖ 坚持不动摇，淡然处之

为 BPD 的言行所困扰时，最好心里存下这样一个念头，他们是在试探你呢。即便认为是在试探，如果明面上与他们探讨，也不会有什么效果，因为他们是在无意识中试探你的。一旦明明白白问出来，他们反而会认为是"欲加之罪，何患无辞"，并暴跳如雷。也许深刻分析、探讨，他们也可能认识到试探的心理机制，但那已是心理咨询师的工作了。

作为支持者，对试探行为，一定不要以"好、坏、对、错"来判断，而应就事论事。比如专门在不方便的时候给你出难题时，不妨坦率、礼貌地告诉 BPD："我一定想办法，可因为还要找他人协助，就可能难以立即进行了。对不起啊，可不可以稍作变通呢?"

如果碰见割腕现场,当然是先制止、止血、包扎了。一定不要气急败坏地大吼:"混蛋!就不知道爱惜自己的生命吗?"这样的反应太激烈了,而应轻言细语地抚慰:"不疼吗?吓我一跳啊。"如果BPD装作不经意地露出割腕的伤痕,以期引起注意,就问一句"当时疼不疼呀",或者"嗯,历经沧桑啊"。一定不要显示出内心的慌乱、动摇。

也有的BPD会故意问一些不言自明的事情或大家都知道的事情,这也可能是在试探你。就耐心地回答、解释好了,以避免不必要的麻烦。

操　纵

❖ 以小道消息让现场陷入混乱

BPD的人喜欢操纵、玩弄他人,不是为了谋求什么私利,而是仅仅以此为乐。

前面讲了BPD会专门在支持者不便的时候出难题,也是想以难题操纵支持者的表现。操纵他人，会感觉自己几乎无所不能，以此来缓解长期以来的空虚感。

BPD 可能会向大家嘀咕各种小道消息，让现场陷入混乱、同事之间心生龃龉。BPD 对他人的人际互动非常敏感，仿佛一眼就能看出谁与谁有矛盾、谁与谁关系好。如果支持者之间缺乏沟通，就可能被 BPD 传播的那些小道消息所左右。BPD 还可能凑近你的耳朵根说"只跟你一个人说，一定要保密哟"。大家一定要对 BPD 操纵他人有所警觉。

❖ 翻脸不认人

有的 BPD 可能满口奉承话，或者故意撒娇作态（BPD 女、支持者男的情形），将支持者与当事者的关系拖向亲密的人际互动。如果支持者不小心受诱惑，BPD 就可能突然翻脸，最坏的情形是支持者被投诉性骚扰，整个事件演变成职场丑闻。

BPD 的人不善于与他人保持适当距离，要么过度接近，关心、热爱对方，将对方视为独一无二的亲友，关系如胶似漆得让人窒息；要么转而憎恨对方、无视对方，让双方的互动陷入冰窟。确实，要保持适当的人际距离，心理需要相当成熟才行。

要保持适当的人际距离，一方面需要拥有足够的人际洞察力、想象力，比如认识到他嘴上这么说，内心却是那样想的；另一方面又需要学会掌控自己的欲望、期待，要有控制自己的能力。BPD的人不擅长这个，他们善于操纵他人，却不懂人心，很矛盾吧？

满口奉承话、赠送昂贵礼物，或者在双方关系尚浅时贸然说出在孩提时代遭受过性虐待这种让人难以招架的沉重话题。要注意了：其内心说不定潜藏着操纵他人的动机呢。

前面讲了与BPD的人互动时应记住被抛弃的不安、试探、操纵这三点，再加上空虚感、冲动性两个特点，想来支持者对BPD的言行就有个大致的了解了。

再就是积累经验，尽力回避危险、冲突。前面也探讨过气势汹汹型的应对，其实也是与BPD互动的良方，请一定参考。

专栏　理解BPD的关键词

○BPD心理机制的核心是空虚感、冲动性，由此而引发各种症状及问题行为。

○ 在现场与 BPD 互动时要注意被抛弃的不
安、试探、操纵这三个倾向、特点。这也是由空虚
感、冲动性引发的，需要特别注意，故单列出来。

应对的关键

❖ 抛弃治疗的幻想

对所谓"麻烦人"，谈到可能是 BPD，一定会
有人提出去看精神科。是精神上出了问题，就该精
神科医生或心理咨询师来解决。这样的想法对吗？

答案是不对，最好抛弃这样的想法。让看精神
科，大概就是相信吃药、住院，或者进行心理咨
询、认知行为疗法等，症状会有所改善。但这样的
认识是错误的，因为人格障碍是人格（性格）本身
出了问题。要想治疗人格、性格，无异于要把他变
成另一个人，这太不切实际了。也许有人会说，那
就好歹专门治疗一下被抛弃的不安、冲动性，改善
一下怎么样？那也是不可能的。

一个人要去看精神科，需要意识到自己的言行

有什么不妥。如果有人告诉 BPD："你到处惹是生非、言行不合常情，去看精神科吧。"这只会让他愤慨。即便去就诊，也很难长期坚持。医生需要一边哄着他，一边努力使他的精神状态保持稳定，这并非易事。即使去精神科就医，也多是出现自杀企图由急救中心送去，或自诉抑郁症（也即新型抑郁症）而来。

❖ 具体该怎么设定框架

可以说 BPD 与治疗、治愈不沾边。一般来说，BPD 随着年纪增长，精力下降，同时也多少积累一些人生经验，性格会变得平稳一些。但也有例外，那就非常麻烦了。

应对请参考前面有关气势汹汹型的内容。具体来说就是如何缓解其怕被抛弃的不安，如何使其被害感、攻击性减弱。

应对 BPD，一般会提出"设定框架、规定限度"等方法，就是明确提出支持者能做的、可以为之做的事情，超过这个范围就无能为力（即便支持者想做得更多）。

最忌讳的就是模棱两可的说法（只有支持者知

道是什么意思），否则 BPD 就可能乘机而上，坚持按自己的要求办。如果未被满足，就可能怀恨在心。

BPD 的要求、渴望被照顾之心是没有限度的（无论如何满足其要求、如何额外照顾他们，也填不满他们内心巨大的如一个空洞般的空虚感）。如果设定具体的框架，即便无法满足他们的要求或无法额外照顾他们，他们的被害意识可能稍微受到抑制，但不会发飙，也即预先防止引发被抛弃的不安。

具体可参考后面的专栏《如何避免引发 BPD 被抛弃的不安》。

说明事实，效果小也无妨

BPD 的人容易透过有色眼镜看事情，变得情绪化，尤其容易过度解读，出现被害意识（最终引发被抛弃的不安）。

比如告知 BPD "你希望的支持有点困难，5 天做不到，2 天的话还可以努力安排"。这只是说明事实，对吧？也许还可能加上人手不够，还有费用、时间、制度等限制的条件。

他们会怎样呢？绝对不会接受这样的说明，反而会一直说自己的情况、要求，最后免不了发怒："是看不起我吃低保，对吧？专门为难我，对不对？你们就喜欢幸灾乐祸，啊？"

就喜欢怀疑他人，以为是歧视、刁难什么的。言外之意呢，是一定要额外照顾我。是自私、自大呢，还是任性、蛮横，难以言说。

支持者一定要再三说明，"只是说明事实，没有掺杂任何感情因素"。即便效果小，也比完全不说明强，至少已经"明明白白说清楚了"，给自己增加了一道保险。

此外可参考前文有关呼叫排尿与安心感的内容，以及有关 BPD、气势汹汹型的应对策略，想来可从中得到启示。前面有关选择使用两种模式的内容也请参考。

❖ 召开案例分析会，得不出结论也行

与前文有关案例分析会的内容相近，下面再次说明。

如果遭遇执拗、攻击的案例，支持者几乎患上

神经症时，建议还是召开案例分析会，在会上讨论。也可以向保健师咨询，在保健所召开。

在案例分析会上讨论些什么呢？首先具体介绍作为BPD的案例有哪些问题行为，是怎么应对的，然后介绍其出生、成长经历，个人史，家庭状况（不要忘了家系图），还有与其他机构的互动等。

在案例分析会上，可能评价现在采用的应对方法，或建议以后采用什么方法，但十有八九不会得出什么乐观的结论，多半是"现在能做的大概也就这些了，也不能期待以后有什么效果"，这也没有关系。

这说明，至少你一直以来所做的没有错，你不是没有能力也不是懒惰，你的存在意义得到认可。即便找不到有效的对策，那也是大家一起得出的结论，由在场的人一起承担责任，而不是你一个人。

有此两点，你的心情就会变得轻松。

支持者如果内心充满不安、丧失从容，BPD也可能受到感染，甚至使其不安、烦躁，进而与支持者产生共振，让事态愈加恶化。能防之于未然，是再好不过的事了，所以一定要积极召开案例分析会。

下面的专栏是避免引发BPD的被抛弃不安感的对策，适用于各种情形，请一定掌握，灵活运用。

专栏　如何避免引发 BPD 的被抛弃不安感

○ 避免让 BPD 过度期待。

○ 设定框架，规定限度。

○ 区分事实与情绪，不时予以说明。

○ 积极提供支持，给予安心感。

○ 支持者保持内心平静（支持者不安，BPD 也容易受到感染）：

a. 重视 BPD 的共性，采用类型化模式。

b. 召开案例分析会，探讨应对方法，分担责任。

BPD 是同事怎么办

❖ 支持者中 BPD 不少

在关于 BPD 的研讨会、讲座上，最后问答环节时，一定会有人提出这样一个问题，那就是：有个别同事就是"麻烦人"，听了今天的讲座，感觉他就是 BPD，该怎么与之相处呢？

据我的经验，支持者、医务工作者中确实不乏BPD。

束手无策时的处方笺

BPD 的思维方式、言行不合常规，缺乏一致性，而且情绪多变，多攻击性，让人难以招架。他们在具有被抛弃的不安、试探、操纵等心理机制的同时，也直觉敏锐，具有闻一知百的聪敏（踏错一步就是猜疑、妄想）、不受常识束缚的自由意志、超越常规的胆识。为了追求兴趣、爱好，实现自我，他们甚至会付出几倍于常人的努力（对简单、枯燥的工作则不屑一顾）。

BPD 可能很有人格魅力，适合当艺术家、演员，或者做接待客人的工作（就是浮华、灯红酒绿的世界）。有的还可能喜欢帮会那种密切、封闭的人际互动氛围（只要歃血为盟、遵守帮规，就是兄弟，一辈子不离不弃）。

支持者、医务工作者这样的职业，表面上看充满戏剧性、人文关怀，以帮助他人为己任，且多是团队工作，容易给人亲如一家人的错觉。或许就是这样的错觉让 BPD 进入这样的行业。

事实上，这样的职业相当乏味、枯燥，需要毅力、忍耐力，付出与报酬也并不相当，是一个让人欲说还休的世界。BPD 一旦进入，就可能发现"不是我要的"，从而患上新型抑郁症，或者自暴自

246

弃，与他人冲突不断。他们觉得自己才是被害者，尽管并不是出于恶意，但在其位不谋其职，让周围人代劳他的那份工作。情形严重时，组织的日常运行都可能受到影响。该怎么办呢？

❖ 接纳、放弃与态度一致

首先采用常规方法。如果周围人对 BPD 支持者或者医务工作者表示不满、谴责，就可能让他们切入被害者模式，被害意识增强，变得愈加顽固。

上司、同僚要采用接纳的态度，倾听 BPD 的不满、烦恼，尽管多半不会奏效。BPD 反而会坚信"周围都是敌人"，被大家抛弃了。即便这样，也要一直采用接纳的态度，好歹缓解一下他们被抛弃的不安。

其次是周围人都共有 BPD 知识，避免理直气壮地批评、敌视 BPD，否则 BPD 与周围人都会觉得自己是被害者，让事态变得一团糟。周围人要理解 BPD 的心理机制，共有相关知识，应对态度一致，从而避免出现支配、控制他人的情形，也避免周围人之间产生分歧、争执。除此之外也没有其他积极、有效的方法。说句不当的话，也许只有静等

BPD 调到别的部门或主动辞职了。

这样说相当不负责任，但没办法就是没办法。如果不知道终极结果，心存幻想，只会徒增烦恼、加大压力而已。

BPD 情绪多变，总觉得是被害者，也即作为员工的一员，完全不能独当一面（不会反省），这点尤其让周围人生气，但他们并不是出于恶意，是他们的心理机制使然。

周围人的认识、理解不一致，现场就容易陷入混乱。周围人显示出动摇、过度反应，BPD 的问题行为就会升级。大家态度一致，对 BPD 的不满也会减轻。用黑色幽默的说法，正是因为有共同的烦恼（敌人），组织才得到强化。

BPD 一方面蔑视权威，另一方面也崇拜权威，特别喜欢"上司器重我"那样的感觉。得到上司的认可，双方心照不宣，是会产生优越感、安心感的。

上司可以诚恳地对 BPD 说："我对你充满期待，即便有困难，也一定要努力，磨炼技艺，不断成长。"上司自然人情练达，在表示理解一切后再"故意"给予考验，"知道你一定做得到"。

上司、周围人一定要了解 BPD 的心理机制，共有相关知识。

发育障碍

什么是发育障碍

❖ 备受关注的成人发育障碍

不久前发育障碍还是儿童精神医学研究的领域，近来成人的发育障碍也备受大众关注。

虽然发育障碍算不上疾病，但此类人大多难以感知氛围、人际互动笨拙、不太会与他人合作共事、容易忘事儿、粗心大意等，与一般人明显不同。如果一个人有以上表现，多半会被认为是发育障碍。

上司、周围人也会怀疑"那家伙是不是发育障碍啊"（不是为了提供支持，而是厌烦、排斥），当事者也可能将自己的生之不易归结为发育障碍（也可能视为护身符，借此逃避）。

拒绝出门、自我忽视、人格障碍、依赖症、强迫症、精神分裂症中的一些案例，也许视为发育障碍更合适。因为发育障碍而生之不易，也可能出现抑郁症，或者并发抑郁症、双相障碍、其他精神疾病等，其症状就会变得非典型，难以诊断、治疗。在媒体的推波助澜下，发育障碍几乎过度诊断，漏诊的弊端也备受关注。

作为支持者，就越来越需要具备成人发育障碍的基本知识了，下面具体来看。

❖ 发育障碍的分类

发育障碍主要包括三类，且并发情形多。

◇ 孤独症谱系障碍（Autism Spectrum Disorder，ASD）。

◇ 注意缺陷多动障碍（Attention Deficit Hyperactivity Disorder，ADHD）。

◇ 学习障碍（Learning Disorder，LD）。

除此之外还有发展性协调障碍（Developmental Coordination Disorder）、精神发育迟滞等。下面介绍三种主要类型。

❖ 孤独症谱系障碍

孤独症谱系障碍（ASD）约占人口总数的

1%。以前曾用的孤独症、阿斯伯格综合征、广泛性发育障碍等名称都并到 ASD 里面去了，主要症状如下：

（1）人际互动困难。

对他人缺乏兴趣、关心；难以感知他人情绪、言外之意；难以通过表情、肢体语言获得相关信息；难以理解他人的真意；理解不了谈话的脉络；容易按字面意思理解，理解不了夸张、玩笑话、比喻，容易误解，或者显得不礼貌。

（2）固守自我秩序。

缺乏灵活性，不会灵活变通，坚持按自己的方式办；难以与他人合作，显得顽固；有时出现刻板、重复动作，显得怪异。

（3）理解不了模棱两可的话。

告知"能做多少做多少"或"稍微做做就可以"，会立马僵在那儿。我曾问一位 ASD 的人："你母亲对你吵吵嚷嚷吗?"他显得很困惑，不明白是问母亲的声音是否大呢，还是问对他是否干涉过多（当然是后者）。

（4）感觉过敏。

首先是听觉过敏，同时触觉过敏，对光、气味等也显得敏感，以至于有的人因此拒绝出门，或者因难以忍受皮肤湿漉漉的感觉而拒绝淋浴、泡澡，变得蓬头垢面、邋遢不堪。他们的这种痛苦可能超乎常人的想象。

（5）可能出现幻觉、妄想。

在压力下可能出现幻觉、妄想，有的甚至被误诊为精神分裂症，但多为场景性的，有时会因为什么契机而奇迹般地消失。

❖ 注意缺陷多动障碍

注意缺陷多动障碍（ADHD）约占人口总数的5%（包括轻度患者），且有报告显示近一半 ASD 并发 ADHD。

ADHD 的症状在中小学生中尤其明显。

（1）粗心大意。

多犯疏忽错误，容易忘带东西，注意力容易分散，不会收拾整理。

（2）没有耐心、毅力。

容易坐立不安，注意力不集中，行为莽撞。做什么事都有始无终，注意力容易转移。

（3）冲动性。

不能等待，性急，有时显得冲动，即便批评也依然故我。

❖ 学习障碍

学习障碍（LD）没有智力问题，就是可能出现阅读、书写、计算困难，其中拼读障碍最多。演员汤姆·克鲁斯（Tom Cruise，1962—　）、基努·里维斯（Keanu Reeves，1964—　）和导演史蒂文·斯皮尔伯格（Steven Allan Spielberg，1946—　）等都是拼读障碍。

❖ 发育障碍与定型发育

发育障碍的反义词不是正常或健全发育，而是定型发育，指大脑的神经系统大致发育成熟。

这就饶有意味了。在发育上，是否为发育障碍并没有明确的分界线，任谁都可能或多或少具有发育障碍的倾向（弱项），因此也就不可能有一旦明确诊断就治好的事情。尤其是成人后倾向才变得明显的案例，大部分应该处于发育障碍与定型发育之间的灰色地带。

操作指南的诊断流程一般包括进行康纳斯成人 ADHD 诊断会谈（Conners' Adult ADHD Diagnostic Interview for DSM－IV，CAADID），了解出生、成长经历，个人史等，还进行康纳斯成人 ADHD 评定量表（Conners' Adult ADHD Rating Scales，CAARS）的严重程度评价、实施智力检查等。系统实施以上检查的医疗机构尚少，但一般精神科也能判断是否有发育障碍倾向，当事者受困程度如何。

❖ 比诊断更重要的是未来的人生选择

比诊断更重要的是当事者的判断。是希望在认识到具有发育障碍倾向及其弱项的基础上，仍然努力像普通人一样工作、生活呢，还是希望坦白发育障碍倾向，以期得到周围人的理解、照顾，并争取各种各样的支持呢？

如果当事者向就职公司提交发育障碍诊断书，在大公司，估计从此晋升无望。如果不在乎"仕途"，希望调到少与人打交道、不需要临机应变的部门，那是可以提交的。

即便当事者不擅长与人打交道，并深受其苦，但仍然希望上进，那就暂时不给开发育障碍诊断书，告知感觉不舒服了随时来就诊即可。还要告知，在日本，有了诊断书，就可以申请障碍者证，在障碍者框架下接受就职支持、申请低保等。

这些都取决于当事者希望拥有怎样的人生。可在与当事者商量的基础上，再决定是否诊断为发育障碍。发育障碍不是病，只是拙于行走世间。与其纠结于诊断与否，不如灵活利用发育障碍这个诊断名称。

发育障碍的治疗与支持

❖ 关于药物

针对注意缺陷多动障碍（ADHD），现在有三种药物，托莫西汀（Atomoxetine）、哌醋甲酯（Methylphenidate）、盐酸胍法辛（Guanfacine Hydrochloride），但并不是吃了就能治好的。最多不过是注意力不集中缓解，不再坐卧不宁而已，近70%的患者或多或少有效（服用后有感觉难受的副作用，大多数人不愿意服用）。为什么这些药物有一定效果，其药理作用至今不明。

没有专门针对孤独症谱系障碍（ASD）的药物，对 ASD、ADHD 的继发性症状，则有可能使用抗焦虑药、抗抑郁药、抗精神病药、抗癫痫药、心境稳定剂等。

❖ 关于训练

发育障碍是先天的、器质性的缺陷症状。就像智力发育迟缓的人，不可能靠吃药或进行大脑训练就会提高智力水平一样，对发育障碍，尤其是 ASD，不要过度期待训练会有多大的效果。什么克服障碍、提升高度、提高技能之类的，有可能只是加大当事者的压力而已。

坦白地说，尤其是对 ASD，就不要期待药物疗法、训练了，心理咨询、认知行为疗法也同样。ASD 并不是没有能力，而是有弱项或者能力发育不均衡。现在的社会要求人会察言观色、临机应变、亲和力强，ASD 的人并不擅长这些，且深受其苦，但他们会当工匠，喜欢机器、人工智能（AI），在这些领域，他们有可能大展身手。

如前所述，发育障碍的诊断书可以灵活运用。

如果实在难以像普通人一样在社会上存身立世，就将诊断书当作安全网使用吧。可以当事者、家人、支持者一起讨论，就不要执着于"固守自我秩序"了。

❖ 解说者的支持法

看《成人的发育障碍》（中文版《抑郁、焦虑、强迫——可解的真相》，青木省三、村上伸治主编，中国盲文出版社，2018），笔者不禁拍案叫绝："对呀，就是这样的啊！"村上伸治在书中写到：一般来说，人们大多会对发育障碍者进行行为指导，这确实很重要，但发育障碍者，尤其是疑似发育障碍者，更需要状况解说者。

书中指出发育障碍者多是因难以把握状况而出现问题行为。如果他们困惑于模棱两可的说法，就给他们具体说明，并告知其他类似的情形。不是居高临下地进行指导，而是与他们共情，并进行解说，他们就会格外安心。

对边缘型人格障碍（BPD），我也时时扮演解说者的角色。他们容易曲解他人、社会，透过有色眼镜看人，独自苦斗，结果总是在情绪失控、绝望的边缘徘徊。在他们面前扮演大好人、热心人，就可能被"黏上"。他们稍不如意就会暴跳如雷，说什么被抛弃了，遭背叛了。

因此介入要适度，要保持一定距离。解说时不带任何价值判断，比如"人们一般是这样想的；且不说善恶、好坏，大家都是这样做的"，有意识地将自己置于解说者的位置。

不要让双方的互动变成抛弃与被抛弃那样沉重的人际关系，而应坚持客观、冷静、公事公办的态度，让BPD觉得"那家伙虽然谈不上好坏，至少不说谎、诚实；要有什么不懂的人情世故，可以去问他"。这样就可以了，双方都轻松。

BPD总是想否定世间，首先会将矛头对准"我"，可"我"不为所动，而是轻飘飘地回应，"你想否定是吧，可我淡然处之"。他一拳打空，自然会慢慢平静下来，有时还会露出苦笑。

一说到支持，总给人有点沉重的感觉，就让支持者也扮演解说者这样客观的角色吧，多一个支持的方法。

依 赖 症

坠落谷底的体验

❖ 当事者不在场怎么办

讲一点个人的经历。

在 20 世纪 90 年代初,我厌倦了大学附属医院死气沉沉的氛围,转到东京都立精神保健福利中心任职。那里开设有精神保健咨询业务,作为咨询的一环,我不时负责酒精依赖症的案例。

当时每周还邀请外部的专业人士(医生、心理咨询师)来提供"苦口良药"。即便不是我负责的案例,我也尽量参加。

保健福利中心不像诊所、医院那样给患者看病,所以大部分案例都是家人前来咨询,几乎没有当事者前来的情形。咨询也就成了如何将沉醉在酒精中的"局外人"拖出来的问题。也会给当事者打

259

电话、写信，但当事者就是不来。

当事者不在场，该怎么办呢？

首先是家人被拖得疲惫不堪（所以才来咨询），按顺序应该先解救家人吧？家人一方面在说受够了，另一方面却不断为酒精依赖者做出的坏事打圆场、"擦屁股"、隐瞒、包庇等，成为其后盾，仿佛再怎么喝酒都没事。家人（多为配偶，尤其是妻子）一直在向酒精依赖者发出矛盾的信息，这种不自觉地发出错误信息、助长他人酒精依赖的人被称为助长者（Enabler）。

❖ 首先让家人拥有心理的从容

支持者需要指出作为助长者的家人哪里行为失当，建议具体该怎么做。同时对家人的付出、辛劳表示体谅，建议他们参加相关家庭协会，并对其进行个别应对指导等。也即帮助家人从助长者的角色脱身，重新拥有心理的从容。

我在本书第二版中写道：

首先，妻子必须认识到在与丈夫的互动中哪里出了问题，且改善自己的言行。被丈夫拖下水、丧失自我之前的人生，必须找回来。如果妻子成功地从助长者的角色脱身，丈夫或许能从酒精依赖的深渊中爬出来。即便丈夫仍然置身于酒精依赖的深渊，至少妻子、孩子的人生不被摧毁，拥有哪怕稍微正常的生活，追求本该拥有的幸福。毕竟家人没有一同沦落、牺牲的义务。

妻子与丈夫保持一定距离，拥有自己的人生后，一直以来依赖妻子，专门与妻子作对、逆反的丈夫就会发现失去对手，不再有靠山。丈夫不得不开始直面现实，听从内心其实一直以来就有的声音，"不能一错再错"，从而去咨询或看病。

事情当然少有这么顺利的，多半是失业、妻子离去、肝脏损坏，情形坏得不能再坏时才会去寻求帮助，真正认识到该戒酒了。这种穷途末路的状况就是坠入谷底的体验，严重时会丢命，毁了整个人生。可人就是这样，不撞南墙不回头。这就是人性，悲乎哉！

这是我对坠落谷底体验的说明。对根本无法接近、沟通（当前）的当事者，也算是不得已而为之的下策了，叫置之死地而后生。如果当事者在坠落谷底之前来寻求帮助、咨询，那是最好不过，自然另有别策。可事实是，只有家人前来寻求帮助。也就别无他法了，也即支持者唯有静候转机。

为什么坠落谷底的方法会受到批评

近来，所谓坠落谷底的方法却受到批评，比如《酒精依赖症的治疗革命》（成濑畅也著，中外医学社，2017）就否定坠落谷底的体验，说"坠落谷底的方法缺乏科学证据，可能导致悲惨的结局"。

科学证据？不是没有其他办法才有这个坠落谷底的方法吗？那就请教一下什么是有科学证据的更好的方法，我忍不住想问。

书中接着写道："现在医生应引导患者萌生动机，积极采用动机式面谈法，并进行相关管理。"

该书作者以酒精依赖者亲自出场、到医疗机构就诊为前提，而像我所在的保健福利中心，当事者是完全未去任何医疗机构的。作者可以与患者面对面进行治疗（真幸运），如果再对患者说："喂，你再多喝点吧，有所谓置之死地而后生的方法。"这就太悲观了，也完全牛头不对马嘴。

❖ 且不论坠落谷底的方法是对还是错

我在本书第二版中写道："可人就是这样，不撞南墙不回头。这就是人性，悲乎哉！"现在看来，是有点太悲观了。

不论当事者是想完全戒酒，还是想减少饮酒量以避免进一步恶化，其实只要他到医疗机构就诊，就有各种各样的支持法，动机式面谈法也可发挥威力。

即便是医疗机构，不少案例也是只有被拖得疲惫不堪的家人前来咨询，又该怎么应对呢？《酒精依赖症的治疗革命》却语焉不详，让人无可奈何。至少，本书的读者诸君想知道只有家人前来咨询时该怎么办。

我的意见是，且不论坠落谷底的方法是对还是错，首先帮助家人从助长者的角色脱身，在心理上拥有一定的从容，无论在过去还是现在，都是非常重要的。

据《酒精依赖症的治疗革命》，近来依赖者多为复杂的案例，多症状、多问题，有的甚至由攻击型变为拒绝出门型。也许，与以前相比，当事者更容易去咨询了（不一定是精神科）。

动机式面谈法

❖ 成瘾临床必备

关于动机式面谈法，小林樱儿的著书《不信任人的病——信赖障碍的成瘾》（日本评论社，2016）说得很明白。

该书对依赖症（成瘾）阐述明确，具有很深的洞察力，读来不禁心有戚戚焉。想更多地了解依赖症的读者，请一定找来读一读。

小林在书中写道："在 21 世纪的成瘾临床治疗中，动机式面谈法相当于通识，任何从事支持工作的人，都必须具备最低限度的相关知识。"他接着说：

动机式面谈法教给我们最重要的一点就是，越想让患者戒掉，就越不能说"戒掉吧"，这是根本原则。成瘾者正徘徊于是戒掉还是继续的沼泽中，如果义正词严地要求其戒掉，就成为米勒（W. R. Miller）和罗尔尼克（S. Rollnick）所称的翻正反射（Righting Reflex）了。一个人犹豫不决时，如果他人一下指出正确道路，就可能反而激发其逆反心理，越往错误的方向奔。成瘾者的逆反，不是成瘾者固有的心理机制，而是任何人在犹豫不决时的自然反应。支持者要谨记。

其后还阐述了配合、接纳、维持现状、变化的语言等关键词，读者诸君与其听我在这儿卖弄二手货，还不如去看原书吧。

书中有一点尤其让我受到启发，"我在详细听取成瘾者的个人史时，感受尤深的是，心理的孤立程度、对人的不信任程度，也即对他人的信赖程度，与是否成瘾、是否康复或成瘾的严重程度密切相关"。

用语补遗

下面谈一下成瘾（Addiction）与减害法（Harm Reduction）这两个用语。

❖ 成瘾（癖好）

近来日本多弃"依赖症"这个术语不用而用"成瘾"，也许依赖症偏向于物质依赖。行为依赖（沉迷游戏、网络、赌博、性、偷窃，以及摄食障碍、自伤行为等）日益引人注目，想是因成瘾涵盖范围广且少先入为主的意味而流行开来。

❖ 减害法

先是作为药物依赖的对策而提出来。一直以来，人们相信"如果是药物依赖，就应完全断绝其使用，否则毫无意义，减量等温和的对策与不戒药相同"。后来，人们认识到，即便不是完全断绝，减量的效果也可能出乎意料。

作为妥协方案，至少可使当事者与支持者保持互动，避免其完全孤立，同时还可能减少健康损害、危险。在一些国家，有为避免由针头的滥用而导致艾滋病（HIV）感染，而主动发放干净卫生的注射器的。这种超乎常规的做法可能让人皱眉，却也预防了感染，让当事者的健康状况得到改善。

鉴于其实际效果，减害法已被视为药物依赖的有效对策，也开始运用于酒精依赖上。

痴呆综合征

教科书上的介绍

❖ 什么是痴呆综合征

首先来看痴呆综合征的定义。

"出生后随着大脑神经的发育而拥有的智力，其后因为大脑的器质性损伤而受到不可逆的损害，以至于出现日常生活、社会生活难以进行的状态。"也即出现后天性的智力下降，且无法治疗、生活无法自理的状况。阿尔茨海默病使用多奈哌齐（Donepezil）等药物进行治疗，也只能延缓恶化速度（并无太大效果），无法根本治愈。

同样是智力下降，有的老人显得神情愉悦，整天安安静静地待着；有的老人却深受妄想、不安之苦，整天慌慌张张、烦躁不堪；也有的老人得到恰当的护理后，可由后者变为前者。

❖ 什么是 BPSD

随大脑病变直接导致的认知功能下降而出现的症状被称为核心症状，包括记忆障碍、定向障碍、计算能力下降、判断力下降、失语、失认、失用、执行功能障碍等。这些症状不可能治疗。

痴呆综合征的人还可能出现继发性症状，那是其所置身的环境、状况，周围人的应对方式，其身体健康状况、性格，之前的人生旅程、人生观等与核心症状相互作用的产物（幸运的是，有的人并无这些症状），被统称为痴呆的行为和精神症状（Behavioural and Psychological Symptoms of Dementia，BPSD），具体如下：

◇ 行为症状：拒绝、情绪不稳、兴奋、漫骂、暴力、徘徊、性的不当行为、纠缠。

◇ 心理症状：不安、焦躁、抑郁状态、幻觉、妄想、错认。

这些症状包括问题行为、不当行为等，更需要体谅、技巧，改变应对方法、氛围，解读症状背后的意思，而不是治疗。

支持者需要做的就是应对 BPSD 症状，从而为痴呆综合征的人提供支持。下面简要介绍。

基本的思维方式

下面主要探讨阿尔茨海默病。其思维方式有以下三个特点，可据此予以应对。

◇ 有现在，没有刚才（近期记忆丧失）。

◇ 没有刚才，但有从前（远期记忆保留）。

◇ 现在很容易因情绪而扭曲（现实扭曲）。

❖ 有现在，没有刚才

对刚刚发生的事完全没有印象，很悲哀吧？我们之所以确定现在，是因为我们的记忆收录了之前的种种信息。现在，我置身于一个建筑物中，那不是我的家，我能接受这个事实，因为我脑中清楚地记得前来的过程。

如果对前来的过程完全没有印象，会感到困惑吧？我为什么会在这样一个地方？由困惑而不安，甚至出现被害感，"我是不是被绑架了？"

没法再做饭菜也是因为烹饪是一个按顺序进行

的过程。刚才放盐了吗，最初放淀粉了吗？这些事都记不住的话，就没法做饭菜了。

缺乏兴致、无精打采也同样事出有因。记不住刚才，就无法预测接下来会怎样、会发生什么变化。像打游戏、看电视剧只会觉得纷乱复杂，看不出什么头绪，从而兴味索然。而历史剧、相扑等不需要记住前因后果的电视节目，还可乐在其中。近期记忆丧失，基本上也意味着无法享受大多数兴趣爱好、乐趣了。

❖ 没有刚才，但有从前

很久以前的记忆，甚至孩提时代的记忆仍然存在。在家附近迷路，一是因为记不住刚才一路前来的位置信息，二是受到从前记忆的干扰。

比如 20 年前附近的公共浴室、豆腐店消失，原地建起了便利店，却将那之前的信息与之后的景象混淆，就只能迷路了。

或者无法接受现在的做法，只是坚持从前的做法，就更难以适应现状了。

❖ 现在很容易因情绪而扭曲

对现在置身的环境、状况，对周围人的认识，很容易因情绪（尤其是被害感）而发生变化。

比如最典型的被盗妄想，就是忘了把钱包放哪儿了却指责是老妻偷走了。原因有二：一是记不住刚才发生的事，忘了把钱包放哪儿了；二是找不着钱包的不安、焦灼让现实扭曲了。结果被害妄想出现，立马将老妻视为小偷。

凭空将老妻视为小偷也还罢了，可想到还得与"小偷"老婆子同住，这样的日子如何过？老人不免悲从心来，让事态愈发不可收拾。

❖ 看常常出现的情形

刚吃了饭却忘了，抱怨饭都不让吃饱，经常有这样的情形吧？

也许有人会怀疑，即便记忆丧失，可饱腹感是生理感觉，应该知道啊，哪有吃了饭还说没吃的？实际上，当我们沉浸在什么事物中时，可能废寝忘食，伤心欲绝也可能让我们丧失食欲，愤怒可能让我们食欲亢进。就是食欲这种本能的东西，也很容易受情绪左右。

被忽视的不安、健忘与饮食联系起来，再加上被害感，就使现实扭曲，以为置身于连饭都吃不饱的悲惨境遇。

也有人就在家里，到傍晚却说"多谢关照，我回父母家去了"。这又是怎么回事呢？

因为痴呆综合征，老人处处碰壁、不如意，对生活本身也心怀畏惧，再加上有现在没有刚才（近期记忆丧失），自然容易产生无助感。

到了傍晚，天色暗下来，无助感、畏惧感（也即现在的家不再是身心休憩的港湾）增强，会觉得不该继续待在这里，要回到给予自己安心感的父母家去，所以会说"多谢关照，我回父母家去了"。

常见的徘徊，有可能是迷路了，也可能完全不知道为什么置身此地，这则与"没有刚才（近期记忆丧失）只有从前（远期记忆保留）"有关。也有因不安感、想逃避而觉得"不能再待在这儿了；待在这儿太危险了"，从而出现徘徊的情形。这与现在很容易因情绪而扭曲（现实扭曲）有关。

前面讲过有关自尊、固守、被害意识的内容，再加上近期记忆的丧失、远期记忆的保留、现实扭曲，还有不安感、孤独感，就可解释痴呆综合征为什么会出现问题行为了。当然也与原本的性格、身体健康状况、周围人的应对有关。

为什么不能说谎

❖ 践踏尊严的行为？

在病房或老人护理康复中心①，如果痴呆综合征的老人来到值班台说："家人马上来接我了，我去门口等着啊。"该怎么应对呢？

"说突然有急事，明天再来，已经回去了。明天再回家吧。明天是好日子，明天回家更好。"会编出这样的话来哄老人吧？老人会说："是吗？"接受这样的理由。5分钟后，老人又会前来，提出同样的要求，护士或护理员以同样的话回答。这样的要求、回答反反复复，直到饭点，回家的话也自然

---

① 指日本为促进老人重新居家养老而设立的公立机构，提供医疗护理、康复训练等服务。

告一段落。

不少地方都在进行这样的对话吧？如果告诉老人，没有人来接你，那是你的错觉或妄想，老人未必会听。直接将老人带到门口，让老人确认确实没有人来接，老人仍然会坚持说有人来。

"说突然有急事，明天再来，已经回去了"，几乎成为全日本的标准应对了。我也认为这是正确的做法。

也许有人会说这是在欺骗痴呆综合征的老人，不违背伦理吗，难道不是践踏其尊严的行为吗？

❖ 配合老人，将故事演下去

在我看来，上面的回答不是说谎，而是配合老人将故事演下去。

其核心是老人"想回家"，护士表示"理解你的心情，但没法回家"。老人将想回家的愿望付诸"来门口接我了"这样一个故事。护士配合老人演故事，将没法回家的内容委婉地传递给老人。如果不那么做，岂止是不通情理，更是残酷。

还说"明天是好日子，明天回家更好"，也许有人会说这是把老人当傻瓜。其实是更好地配合老人演故事，且体谅老人心情的表现。如果说撒谎是不得已，有点找借口的意思，那配合老人演故事则是基本的应对方法。

看应对痴呆综合征老人的方法，确实难免有谎话集锦、谎话大全的印象。

比如刚吃了饭就忘了，抱怨"饭也不让人吃饱"的应对。老人抱怨的背后，就横亘着不安，"我下一顿饭还有的吃吗?"按常情，连饭也不让人吃，岂不是禽兽不如的暴行吗，谁会干那样的事?但对深陷无助感、不安感的老人来说，却是实实在在的担心。

正确的做法是让老人明白，"不用担心，下一顿饭一定会有的"。

可以告诉老人，"正在做饭呢"，有时还可以擦桌子摆筷子，甚至放上小菜、凉菜什么的。也可以在厨房故意弄出锅碗瓢盆相碰撞的声音，老人就可能变得安心。

这样的应对几乎已是标准做法。也许有人会说是谎话连篇，根本就没做饭呀，事实是正在洗上一顿饭的碗筷呢。然而这是配合老人演故事，让其安心的办法，没有什么不妥。

❖ 演故事，帮助实现愿望

明明在家里，到了傍晚却说："多谢关照，我回父母家了。"对这样的老人，又该怎么应对呢？

如果告诉老人"这就是你的家"，或者"你父母家已经没有了，土地都卖了，上面现在是永旺商场呢"，老人会听吗？不会。应该体谅老人的畏惧感、无助感，顺着老人的思路走。

"是吗，回家啊。好，我送一送你。"跟着老人一起出门，在附近转一转，眼看天色越来越暗，"天太晚了，再回去就不安全了。要不今晚就在我家住一宿，明儿再回去？家里正好有好吃的呢。"出去走一圈，至少部分满足了老人的要求，老人多半会乖乖跟着回家。

这也几乎是标准做法，要说是欺骗也无可辩驳。都是配合老人演故事，至少帮助实现其部分愿望。前面做出做饭的样子，这儿陪着出去走一圈都是演出，是体谅老人心情的应对。

❖ 替换情节

也不是什么情节都可以配合演下去的。

比如痴呆综合征的老人忘了把钱包放哪儿了，反而指责"是老婆子偷了"。如果老妻顺着他的情节往下演，可能会说"你污蔑好人，我没偷"，双方不免吵起来。这种情况可以似是而非地替换一下情节。

老人是找不着钱包着急，不用对着干，可将情节换成"一起找钱包"，以应对老人找不着钱包着急的心情。

替换情节，也可以说是欺骗，但谁也没有因此而受到伤害。拥有俯瞰全局的视角，就可以配合痴呆综合征老人演故事了。

逸事三则

❖ 我的应对秘诀集

与痴呆综合征老人互动，需要心理的从容，这将在后面详述。呵斥、否定、拒绝等负面言行容易使老人难以理解具体是什么意思，使事态升级。即便老人不情愿的事，如果隔一段时间再问，老人也许就可接受。或者"先休息一下，来点茶、点心怎么样"，转移注意力，老人的情绪也可能变好。

与痴呆综合征老人的互动之道、注意点不胜枚举，想来支持者在日常工作中也积累了不少绝招、秘诀，并每每为之欣喜，工作也仿佛变得轻松不少。

下面是我记忆中有关痴呆综合征老人的三则逸事，不一定有直接的启发作用。想来支持者积攒的逸事越多，工作就会越有意义，权且抛砖引玉。

❖ 父亲的画心

这是有关我父亲的逸事。父亲患了阿尔茨海默病，最后在护理机构去世。父亲是外科医生，自尊心强，进护理机构，能适应吗？我非常担心。意外的是，父亲在那里很快适应，不能不说是得益于工作人员的体谅、照顾。父亲会在值班台后面的椅子上坐定，煞有介事地阅读报纸，旁边坐着女性工作人员。那几乎成为每天的风景。

过了年关，在立春前一天，护理机构举办活动，让大家给硬纸板做的鬼面具涂色，应该也是日间复健的内容之一。父亲使用红色蜡笔涂了一个红色的鬼面具。那不是简单地涂上红色了事，而是在鼻子的部分表现出明暗的变化，使鼻子显得立体，涂得很成功。

当年有心情时，比如去参加学术会议的间隙，他会用圆珠笔在便笺上画下从酒店窗子里看见的风景，有相对不错的素描功底，这我是知道的。他多少有点绘画才能，所以才会将鼻子涂成立体的。他一定向工作人员炫耀过："看，我涂的鬼面具，与大家的不一样吧？"在这样的细节上，自尊心或骄傲展露无遗（即便是阿尔茨海默病，绘画能力仍然存在，也许让画钟表会有困难）。

我看见鬼面具时不免惊叹，父亲当时得意扬扬的表情仍然历历在目。工作人员让父亲的自尊心得到满足，并将他的成果向家人展示，我是心怀感激的。工作人员一定知道，即便是痴呆综合征，自尊心仍然存在。家人知道工作人员尊重老人的自尊心，心里的重负好歹放下，得以安心。

❖ 最后的一瞥

下面是我当年每周一次去老人护理康复中心碰到的事情。有一位老妇，76岁，身材瘦削、短发，每天都在日间活动室绕着圈走。眼望前方，默默地顺时针快步游走。不知道她为什么整日这样走。

在她走近我的那一刻，我会给她喝彩，就像马拉松、快走赛事上沿途热情的观众一样。老妇会稍微看向我，面无表情地点一下头，继续快步而去，除此之外没有其他任何表示。有时老妇会到值班台来，脚下也会一直踩着步子，仿佛催促给赶快办完事似的。不得不佩服她精力好，不知疲倦。

老妇总在日间活动室绕着圈走，不与其他老人说话，也不与工作人员说话。活动室中间大家在合唱或是在进行猜谜语活动，也全然与她无关。她仍然一个人绕着圈走，就像电子绕着原子核运动一样。虽然孤独，却毫无悲惨、无助的感觉。也许家人来看望时，她也不会停下游走的脚步。

老妇的痴呆综合征似乎一直在恶化。有一天我给她喝彩，她不再点头，而是完全无视我，快步而去。

"不对呀，是没听见吗？"等她再次走过来时，我高举双臂挥舞又大声招呼。她同样会无视我快步而去吗？不，她虽然没有停下脚步，却转头看向我了，只是一瞬。虽然以前一直是面无表情，但这次的表情却格外冷淡。以前的面无表情中还透出一点热度，但这次的表情却冷到极点，仿佛看的是石头。

看见她的表情，我内心一阵慌乱。一直以来与她之间游丝一样的互动纽带，现在是完全断绝了。我在悲哀、困惑中心神不宁，目视老妇的背影迅速远去。

下周去中心，没看见老妇的身影，一问才知道上周末因为噎食（在游走的间隙吃饭，总是吃得很快），被送去住院了。下个月，被告知在医院去世。想来她那一瞥时冰冷的表情，就是我与她之间的最后交流了。不免悲从心来，想仰天长叹："不应该是那样的呀！"

❖ 开药就免了

最后是关于夜间谵妄的逸事。我在老人护理康复中心一本本写病历时，工作人员走进来谈起了一位老先生。我一边写病历一边听，仿佛老先生每晚都会谵妄发作，大声吼叫、情绪不稳，搞得夜班工作人员穷于应对。

听着听着，我再也不能无动于衷了。因为谵妄搞得穷于应对，那就给开点抗精神病药（利培酮，Risperidone）怎样，我问工作人员。看病历，老先生服用的药物只有内科的。也许工作人员会乐于接受我的建议吧，焉知他却回答："不，谢谢您的好意，还是别给开药了。"

我觉得不可思议，夜班只有两名工作人员，怎么应对谵妄呀。

工作人员说，服了抗精神病药晚上安静下来当然好，如果因此走路不稳跌倒了，甚至出现骨折或者慢性硬膜下血肿的话，就难以收场了。跟家人解释、道歉、说好话可不是那么容易的事。与其那时跟家人道歉，还不如别让老先生服药，晚上辛苦一点就辛苦一点，至少心不累。

是这样的啊。确实药物可能镇定过度，有引发事故的危险。对医生来说，开药眼下的问题就解决了，可工作人员还得面对可能出现的事故，以及一系列后续的麻烦。不是说谁对谁错的问题，是职位不同，考虑问题的优先顺序也有所不同。

人性化护理

❖ 创造乐观、肯定的氛围

在痴呆综合征护理现场，发祥于法国的人性化护理（Humanitude）受到关注。2014 年日本 NHK 电视台作了几次专题报道，被誉为奇迹的技法而在日本流传开来。

奇迹的秘密在哪里呢？答案是持续尊重人性。但大多数支持者都是在尊重老人人性的基础上长期辛苦工作的呀。

碰巧看见 NHK 采访组的领队望月健写的书《人性化护理——痴呆综合征护理前沿》（角川新书，2014），书中有以下内容。

在医疗或护理现场，我感到采用人性化护理后最大的变化是氛围。痴呆综合征护理现场一般会让人感到辛苦、绝望，是在尽义务，而采用人性化护理后，整个现场立即洋溢着笑颜、愉悦。痴呆综合征的人哪怕仅仅在某一时刻露出人性的光辉，护理员①也会忘记辛苦、疲惫，为之欢欣。

有这样的感觉吧？确实，在护理现场，有时支持顺利，得到回应，比如老人露出少见的清醒、慈爱，会让人在吃惊之余重新对护理现场充满信心，变得乐观，仿佛相信性善论一般，甚至忍不住想与人击掌相庆。出现那样的时刻，也许正是人性化护理发挥了作用。

❖ 人性化护理的四个方法

人性化护理的四个方法为看、说、触、立。

这些都是在现场中容易忽略的行为（其实至关重要），因而特意分类、整理出来。下面是我的认识。

（1）看。

应是凝视。如果尊重老人，就不会连看都不看

---

① 指日本受雇于护理机构为失能人士提供身体护理（直接接触身体）的人。

向老人吧？要面带笑容凝视老人。

这是常识。可在护理现场，即便心里尊重老人，也容易把老人当成作业的对象，急急忙忙完成任务，哪里还会记得面带笑容凝视老人这个步骤呢？但一定不能省略，人性化护理特意提出这一点。

（2）说。

是与老人说话。声音很容易直抵人心，具有现场感。小声对老人说话（近乎自言自语，老人听力下降的情形普遍，可相应调整声音大小）会很有效果。

痴呆综合征的人有现在，没有刚才（近期记忆丧失）。在接受护理的时候，老人容易忘记正在给他做什么，从而变得不安，出现情绪波动。如果边护理老人边告诉他正在进行的事情，就像在现场直播一般，效果也不错。

（3）触。

大面积、轻轻地、缓缓地触摸会给人带来安心感。触摸手臂时如果一下从上面抓住，老人会感到恐惧，以为会被强行带到哪里去呢。

可以用手掌轻轻托住手臂由下向上触摸，会给老人带来安心感，原本紧张、戒备的身体也会放松下来。

（4）立。

立就是站立。站立会让人拥有信心、尊严，变得乐观。

老人只要每天站立 20 分钟，就不容易发展到长期卧床。20 分钟可以分开来，比如擦身体时站立 5 分钟、走着去上卫生间 3 分钟。就这样细分，积累到 20 分钟。

人性化护理还有更多的方法、注意事项，可参考市面上的相关图书。一言以蔽之，就是将尊重人性的护理方法系统化，让支持者有章可循，产生安心感。

前面"采用人性化护理后，整个现场立即洋溢着笑颜、愉悦"也让我想到家人心理从容的重要性，可参见后面的相关内容。

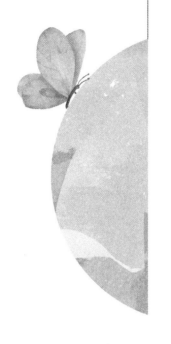

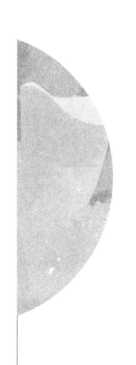

困难案例篇

——束手无策时的处方笺

对家人的支持

不再闹腾的老人

❖ 成立痴呆综合征家访组

谈一谈我以前碰见的案例。那时我还在东京都立精神保健福利中心工作。日本护理保险制度①是从 2000 年开始实施的，这是那之前的事了（刚才查了一下，"护理保险"的英文是 Long-term Insurance，日本的护理保险可是缺了"长期"这个词）。

当时当然也有痴呆综合征的老人，被称为痴呆老人。既没有相应的护理保险制度，也没有医疗应对体制，可以咨询的地方少之又少，几乎完全没有

① 指日本为 40 岁以上居民提供的一种公立社会保险，可为有需要的居民支付一定的护理（含身体护理、家政服务）费用等。

接收痴呆综合征老人的机构。可以想见，家有痴呆综合征老人时，家人是如何深受其情绪不稳、问题行为困扰的。对痴呆综合征，不要说长期支持了，就是短期的也没有。

于是东京都立精神保健福利中心成立了痴呆综合征家访组。那些疲于长期照料痴呆综合征老人的家人，可以通过居住地附近的保健所提出家访申请。中心会派出精神科医生、护士前往诊察。当时东京都也在一定程度上确保痴呆综合征老人的床位，必要时可以优先安排住院。医生家访也会告诉家人诊断结果、应对方法、注意事项等。

看家访申请表，发现最让家人困扰的是老人的夜间谵妄，其次是暴力、涂抹大便、徘徊、妄想等。字里行间就可看出家人的困窘，以及家中陷入混乱，甚至鸡飞狗跳时的情景。

❖ 一周后家访

从收到申请到实际去家访，一般需要一周的时间。因为需要看中心的精神科医生和护士的日程安排、家人的日程安排，还需要当地保健师的陪同。几方日程凑到一块儿，怎么都需要一周的时间。

于是近一周后去家访，映入眼帘的情景却颇令人意外。看家访申请表，不难想象老人一副坐立不安、烦躁、慌里慌张的样子，可实际看到的老人却神情平稳，安安静静地待在那里。有时甚至怀疑家访申请表上所说的老人是眼前的这位吗。

作为家人，肯定希望我们看到老人平素那副心神不宁的样子，因此基本上都会慌了手脚，口中抱怨："平时不是这样的呀，你看即便痴呆了，也知道好面子！"也有的拼命列举老人平时的种种问题行为。如果我说"这不是没有问题吗，就这样吧，再见"，就此打道回府的话，家人所受的打击可想而知。

刚开始去家访时，看到家访申请表上的记述与实际见到的老人相差甚远，我还在想也许家人是希望安排老人住院，对症状多少有点夸大其辞。可到哪里家访，老人都让人意外地神情平静、状态稳定，我就不得不思考是否"事出有因"了。

❖ 家里剑拔弩张

具体来说，真相如下。

首先，家人和痴呆综合征的老人同在一个屋檐下，老人出现各种问题行为，家人首当其冲受其困扰，为之痛苦。家人也会想出各种办法应对，或者向医疗、福利部门求助，可当时几乎哪里都只能表示"爱莫能助"。家人陷入绝望。作为家人，自然记得老人当年康健时的身影，更会感到悲伤、悔恨，生自个儿气。

家人烦恼不堪，也情有可原。白天上班累了一天，晚上希望好好休息、睡觉，可老人专门打伏击似的，专挑晚上发出莫名其妙的喊叫、乱跑乱动（夜间谵妄）。或者在过道上撒尿，闹着要出门。这样的情形长期持续，家人难免朝老人怒吼，甚至忍不住动手。家人的耐心消耗殆尽，家里的空气变得紧张，仿佛一点就着。

家里空气剑拔弩张，老人虽然患了痴呆综合征，难以明确认识、理解其意义，但也会本能地感受到危险，情绪变得愈加混乱，问题行为进一步升级。就像口吃的人越紧张，口吃愈严重，其作用机制是一样的。

家人的烦躁、愤怒让家里的空气变得紧张，老人变得无所适从、混乱，出现问题行为。家人更加烦躁，空气仿佛一点就着，老人的问题行为也愈加升级。家人和老人之间相互影响，使互动陷入恶性循环，于是在某个喊天天不应叫地地不灵的时候，家人向我们痴呆综合征的家访组发出了申请。

❖ 等待期间家里的空气缓和下来

家人眼前仿佛一片黑暗：再这样下去，家里还不变得一团糟，家人也得被拖垮，说不定比老人还先倒下呢。待提出家访申请后，得知精神保健福利中心会派精神科医生和护士前往，会给诊断，说不定会给安排住院。家人心中燃起希望，仿佛看见前面有了一丝亮光，说不定就会有解决办法了呢。

家人心生希望，会发生怎样的变化呢？家人的烦躁、愤怒情绪自然会有所缓解，家中空气不再那么紧张，老人不再置身于一点即着的空气之中，问题行为也随之减少。

具体来说，家人常被打断的睡眠得以正常进行，"昨晚上爷爷没怎么闹了，这么久以来终于睡了个安稳觉"，家里可能出现这样的对话。家里的空气进一步缓和，老人的问题行为继续减轻，一直以来的恶性循环转为良性循环，家人与老人之间的互动改善。

当我去家访时，看到的就是老人状态改善、神情平稳的样子了。

家人需要保持心理的从容

❖ 不直接提供支持也有效果

从前面的案例可以得到什么启示呢？

◇ 老人的精神状态明显改善，变得稳定。

◇ 并没有直接对老人提供支持，也没有给开药。

◇ 家人怎么样呢？并没有向家人传授什么应对的诀窍、需要保持什么样的心态等，他们却确实萌生了希望，相信"也许会有什么办法"。因为有了希望，他们的心理变得从容，也间接地促进了老人精神状态的改善。

◇ 确实问题的始作俑者是痴呆综合征的老人，直接对老人进行治疗也是应对方法之一（医生多容易固守此法，比如家人前来咨询拒绝出门的案例时，医生多半表示要看到当事者才能治疗）。对同处一个屋檐下的家人提供支持，使之萌生心理的从容，似乎也跟让老人服药、住院效果差不多。

◇ 要治疗、解决问题，直接针对老人并不是唯一的应对方法，对与之密切互动的家人、周围人提供支持，也可能具有相同的效果。

❖ 家庭疗法的启发

通过痴呆综合征家访组的活动，我终于认识到家庭疗法的作用。

是啊，老人是痴呆综合征，造成问题的当然是老人了，这是一个视角。老人是痴呆综合征没错，其问题行为升级却是与家人之间的互动陷入恶性循环的结果，即家人也是诱因之一（缺乏心理的从容）。痴呆综合征的老人不过是确认患者（Identified Patient，IP），是暂定的，出问题的是整个家庭系统，每个家庭成员都病了。老人的问题行为不过是家庭病态的反映。

于是就有了家庭支持的视角，而不只是针对老人一个人。就是这么回事，意识到这一点，当时年纪尚轻的我不免大吃一惊。

所谓家庭视角，稍不注意就可能流为滥俗，也即"家人虔诚地祈祷，就可能消灾治病"，这也太不靠谱了吧？其时年纪尚轻的我很是抵触。如果从家庭疗法的视角来看，正是家人之间无形的相互作用将彼此逼入痛苦的深渊。更确切地说，几乎所有的案例都是这样的情形。

"首先让家人心情放松"也成为堂堂正正的应对方法。因为无法直接为确认患者提供支持而烦恼万端的支持者，这下也终于找到"切入点"。

仔细想来，确认患者通常只有一人，家人却多为数人，按多数决定少数的原则，先救家人，也是合理的选择。

❖ 心理的从容决定一切

家人的心理是否从容，对案例预后的影响超乎预期。我在想，这个原理还可以推而广之，应用到其他各种情形，比如将家人换成支持者，又会怎样呢？

在前面讲了案例分析会的作用，支持者重新拥有心理的从容后，就可能感染患者或者使僵局出现转机（患者未必喜欢当前的状况，只是自然地固守而已）。支持者心理从容，就可能抓住出现的任何契机、变化，促使事态向好的方向发展。

在前面也讲了与人相处时，有重视个性的个别化模式，也有重视共性的类型化模式两种。遇见气势汹汹型时，切入类型化模式就可以了。

仅仅是切入类型化模式，心理就会变得从容，"这样的人会不时出现，就像去年遇见的山田"，不自觉地与之保持一段距离眺望，就可能调动已有的知识、经验去应对。双方之间剑拔弩张的氛围也不期然得到缓解，事态向好的方向发展。

前面还讨论了相互依赖型。如果支持者心理丧失从容，急慌慌地想去斩断其相互依赖的链条，当事者就可能退却，更加困守现状。支持者心理从容，才可能提出其他生存方式选项，也才更具说服力。

心理的从容仿佛就如万能的灵丹妙药，可以无形中感染、影响当事者，而且永不枯竭，几乎与爱（不是狭义的性爱，而是更广义的博爱）等同。

我们被逼得心浮气躁时是没法开展工作的，更可能推波助澜，让事态愈加恶化。可相应参考后面《支持者的精神保健篇》的内容。

拒绝出门

似是而非的类型

❖ 是受挫了还是生病了

在精神科，支持者最容易混淆的"双璧"就是抑郁与拒绝出门了。对抑郁，前面已讲过，下面来看拒绝出门。

拒绝出门实际上有两类：一是青春期受挫型（也是世间的普遍印象），二是精神分裂症型。

有的精神分裂症患者可能急性期症状并不明显，直接转入慢性期，容易被视为拒绝出门。父母也不愿意承认孩子有精神疾病，以至于未得到及时治疗，久而久之，患者精神功能严重衰退，难以重返社会。

青春期受挫型则不同，需要耐心守候。

束手无策时的处方笺

❖ 首先需要确认是否为精神分裂症

对拒绝出门的案例，首先需要精神科医生诊察，排除精神分裂症的可能性。有时家人独自前往精神科诊所、医院，医生可能耐心接待，从家人的叙述里判断当事者是否为精神分裂症。也有的医生可能干脆拒绝接待，表示"除非把当事者带来，否则爱莫能助"（或许这样的情形更多）。在日本，还可以去保健所定期举办的精神保健咨询活动（由精神科医生负责咨询）咨询，或者到精神保健福利中心去咨询。

近来我不时受邀去进行有关拒绝出门的讲座。在问答环节，发现不少家人理所当然地给出外行的诊断，"一直待在家里，就是拒绝出门了"。真让人吃惊，也是危险的。首先一定要确认当事者是否为精神分裂症，然后才能考虑拒绝出门的对策。

❖ 第三类：由发育障碍而致的拒绝出门

近来这种类型的拒绝出门案例似乎急剧增多。

在前面已探讨过发育障碍。前几天我去保健所参加精神保健咨询活动，一共有 3 个拒绝出门的案例，其中 2 例竟然都有发育障碍背景，这让我吃惊不已。

一位是年轻女子，曾经上班，与同事互动不良，一旦情绪陷入混乱就会茫然不知所措。被解雇后一直拒绝出门。白天父母都要上班，女子一个人待在家里，会做点简单的午饭（饭后不收拾，母亲很生气），在起居室画画，并不完全待在自己的房间里。

母亲带着女子来咨询。女子想外出，但不知道会遇上什么，担心不会应付，也没有远离危险的信心，结果就长期待在家里，拒绝出门（可以在母亲的陪伴下外出）。

通过详细了解其出生、成长经历，判断女子可能是发育障碍。由于母亲对女儿的行为有颇多误解，特意予以详细说明。

另一位是 30 岁男子，由叔父带来。男子很正式地穿上西装、打了领带，却一头乱发，头上顶着个硕大的头戴式耳机（仿佛是抵抗幻听的精神分裂症患者）。当初他曾被诊断为抑郁症而定期门诊，没有任何改善，觉得服药也没有意义，就不再去了。期间也被就职单位解雇。其后长期待在家里，拒绝出门。在家里也多半时间戴着耳机，吃饭时也不摘下，被父亲严厉批评后，也不跟家人同桌共餐了。

男子由于发育障碍，难以记住工作流程，人际互动也不在行，在巨大压力下陷入抑郁状态，加上听觉过敏，就演变成拒绝出门。戴耳机不是在听音乐，而是为了遮挡噪音，避免为其所困。男子也就难以像普通人一样上班了。

发育障碍者，尤其是孤独症谱系障碍（ASD），因在职场上遭遇困难而拒绝出门的情形为数不少。加上容易并发的听觉过敏等，更可能连走出家门都千难万难。让人于心不忍的是，发育障碍者并不主动（不会）说明，外人看来似乎对自己的状况漠不关心（或者超然），所以多半未得到他人理解、体谅。

发育障碍类患者拒绝出门，如果家人鼓励、催促，多半乐意去咨询或就诊。他们并不像青春期受挫型那样顽固地困居一室，脾气古怪、恨意连连。诊察时一定要详细了解其出生、成长经历和个人史。

为什么拒绝出门长期迁延

❖ 关键是自我厌恶与自责感

由青春期受挫而致的拒绝出门，内心里始终有着对自己的不满、抵触，未能发挥天赋而生的懊恼可谓波涛汹涌。在青春期或多或少都有这种情绪，并不是个案，大多会随着时间的流逝和社会经验的积累而消失（或变得麻木）。拒绝出门的人，即便没有机会积累社会经验，也会随着时间的流逝而渐渐学会放弃。

明明已过青春期，却仍然拒绝出门的人，其内心又是怎样的呢？

长期拒绝出门的人，内心里应该深受自我厌恶、自责感困扰。

原本不该长期待在家里，应该赶快重返社会，去面对严峻的现实。一无是处的自己、志大才疏的自己也得认了，接受。他们完全明白这一点，但残留的孩提时代的骄傲、自命不凡又让他们怯于去面对，于是他们逡巡、纠结，自我厌恶感日增。

❖ 时至今日，又该怎么办呢

自己的状态真丢人，陷入自我厌恶。不能自食其力，衣食住行全仰赖父母，不得不感谢父母的同时，又有寄人篱下的难堪。

辜负父母的期待，成了十足的不肖子；让父母操心，人生失败。每天愁肠百结，思绪千回万转，深陷自责感之中。时至今日，又该怎么办呢？那就是长期拒绝出门的人的内心了。

如果父母再出声指责，他们会立马跳起来发火。"又没叫你们生我，谁让你们生我来着?"说出这样的荒唐话也不是没有可能。于是更加紧闭房门，困居斗室，可自我厌恶、自责感却并不会因为与父母斗嘴、对着干而减轻。他们拒绝出门，却并未乐在其中。他们是穷居斗室，将时间凝固，想以此来逃避揪心的自我厌恶、自责感。

长期拒绝出门者不少还出现强迫症状，可参考前面有关"固守"的内容。

该怎么应对呢

❖ 目标是与父母和解

知道了拒绝出门者的内心（尤其是自我厌恶、自责感），又该怎么应对呢？即便想与之对话，提供支持，也是极其困难的。如果支持者可以见到木尊，这个案例基本上已经解决 70%。

写信又怎样呢？问题是，拒绝出门者是否会回信，双方可否做到书信往来？如果支持者能够洞察年轻的拒绝出门者的心情，并有信心用文字去说服他们，又另当别论。

为家人（父母）提供支持才是王道吧？目标应该定在哪儿呢，不是拒绝出门状态结束（最好是拒绝出门者挣出生活费，实现经济自立），而应是与父母和解。拒绝出门状态结束（父母的切盼可以理解）的难度太大了，而与父母和解，可以大幅度缓解其自我厌恶、自责感，凝固的时间可能重新流淌。因此应将与父母的和解定为近期目标。

束手无策时的处方笺

从和解到实现自立（父母去世后吃低保、独自生活也算一种自立），在日本有各种各样的支持项目可用，反而可能格外顺利。

❖ 母亲的爬山成为契机

下面介绍一个真实案例。这是 2001 年日本《朝日新闻》上刊登的读者来信。有母女俩同住，女儿长期拒绝出门，其时似乎出现转机。女儿将之告诉他人，听者觉得有意义，也许可资他人参考，就向报纸投稿了。

> 契机是母亲开始追求她自己的兴趣爱好。母亲不再把整个心思放在女儿身上，开始去爬山。母亲一个人兴致勃勃地走出家门，爬山，然后买上当地的土特产若无其事地回来。女儿恍然，"原来人人都是独自一人啊。明白了，母亲也在等待我一个人出发"。（《朝日新闻》，2001 年 9 月 28 日）

长期以来，母女之间的互动陷入僵局，母亲希望女儿走出家门，为之苦斗恶斗。女儿却深陷自我厌恶、自责感之中，从社会撤身，在烦躁不安中拒绝他人。双方都用力过猛，让每一天都过得鸡飞狗跳、水深火热。

有一天，母亲终于厌倦了那样的日子。不论怎么担心女儿，那份担心也不会起什么作用。与其两人一起沉沦、毁灭，还不如先去追求自己的幸福。即便只是一时的快乐，那份快乐说不定也会感染女儿呢。母亲切换到淡然处之的频道，重拾人生，开始追求、享受爱好（爬山）。

母亲心理变得从容，女儿也受到感染，不再那么顽固。母亲的气定神闲也使女儿的自我厌恶、自责感减轻。母女嘴上虽然没有说出来，和解显然已经开始。

❖ 父母先拥有心理的从容

其作用机制与前文有关对家人的支持中提到的如出一辙。母亲去追求兴趣爱好，不再过多关注女儿，反而使母女互动的恶性循环得到扭转。母亲主动卸力，做得太好了，值得表扬，能走到这一步太了不起了！至少，不经过一定年月，是很难达到这个境界的。

之前的各种试错也不可或缺。拒绝出门虽然具体始于某年某月某日，那之前一定也有亲子互动的不和谐音符在日积月累，只是并不明显。亲子和解自然也要耗费相当时日。

父母先放松，拥有心理的从容（有不少拒绝出门的家庭协会，父母去参加颇有效果）。在那之前，是我们支持者拥有心理的从容，再去面对案例（或许是父母）。

补 遗

❖ 与家人同桌共餐是一道关口

长期拒绝出门，有时一天也不说一句话，就可能出现发声困难，似乎声带功能衰退。

到商店购物，嗓音发干，难以向店员说清楚究竟想买什么。路上有人打招呼，也难以顺利回应。这就很严重了，会加重自我厌恶。

拒绝出门者需要同家人说话，然后才可能走出家门（便利店不用说话也可购物，还不错），也即与家人和解。具体来说，与家人同桌共餐就成为不得不跨越的一道关口。

❖ 父母，作为矛盾的存在

对拒绝出门者来说，父母意味着什么呢？

◇ 父母是社会的一员。

◇ 父母支撑自己的生活。

◇ 在父母眼里，自己是怎样的存在呢？

◇ 自己给父母带来不幸了吗？

首先来看"父母是社会的一员"。父母既是家人这样特殊的存在，同时也是社会的一员。拒绝出门的诸君憎恨世间，即便是亲人，也是他们忌恨的对象，也即在他们眼里父母既是亲人又是敌人。

再来看"父母支撑自己的生活"。在心底里，他们对父母心怀感激，希望时时刻刻得到父母的关心、照顾，但想到父母"擅自"生下自己，对自己心怀期待，为自己的一举一动或忧或喜，又恼恨得不行，对父母的感激之情也打折扣。

第三，"在父母眼里，自己是怎样的存在呢?"自己是否被父母视为耻辱、可怜虫，该彻底抛弃呢？他们对此非常敏感。

第四，"自己给父母带来不幸了吗?"这更加让人难堪，会加剧自我厌恶、自责感。父母一旦情绪不好，他们就可能暗地里生气，"又不是我的错!"

对拒绝出门的人来说，父母就是这样矛盾的存在。父母可能因他们心情的不同而被视为敌人、亲人。对父母的认知是这样极端，他们要变得客观、现实，自然需要与父母和解。

❖ 需要确认的 10 个要点

对"80 - 50"问题（父母已老，80 多岁，长期拒绝出门的儿子或女儿也已 50 多岁，很难重返社会了；父母的收入只有退休金，日趋孤立于社会，且日益逼近需要长期护理的状态），难以一概而论。有的是否是精神分裂症也没有鉴别，还需要考虑经济问题、健康问题等多种因素，支持方法需要多方探讨。

具体来说，对"80 - 50"案例，都需要个别探讨、应对。也许该年老的父母先前往保健所或精神科咨询，并提供相关信息，具体有 10 个要点，见专栏《拒绝出门案例的确认要点》。对相对年轻的长期拒绝出门案例，也有必要先予以确认。

专栏　拒绝出门案例的确认要点

（1）是否由精神科医生诊察过？

（2）当事者对未来是否有危机感？

（3）晚上是否能走出家门，去便利店之类的地方？

（4）怎么理发、入浴？

（5）与家人说话吗？

（6）看电视吗？每天怎么度过？

（7）会上网吗？

（8）如果家人突然去世，当事者能否独自生活1周？

（9）遭遇危险时，当事者能否发出求救信号（SOS）？可能接受他人帮助吗？

（10）对出生、成长经历和个人史，有需要特别告知的吗？

自我忽视与垃圾山主人

人有时会自我封闭

❖ 该出手时却无法出手

有的人有困难，却未必会坦率地求助，比如因为先入为主、误解、倔强、自暴自弃、难以认识现状，而不会求助或拒绝求助。

如果知道有求助这个选项，也知道求助的方法（可能不充分），却不求助，那么周围人即便知道其窘况，也无从出手了。也许可以考虑强制干预，可事关人权，也让人踟蹰。

碰见这样的情形，支持者基本上只有干着急的份儿。看见他人受苦，为之心疼，难以置之不理。不幸出现意外时，外界又会群起谴责，"是支持者失职！"如果情况紧急，还可强制干预，可对倔强、顽固或专门喜欢与人对着干的当事者，则无如之何了。

❖ 池袋母子饿死事件

在 1996 年，日本发生了"池袋母子饿死事件"。那也是"疯牛病"（牛海绵状脑病，Bovine Spongiform Encephalopathy，BSE）震惊全球，"援助交际"在日本成为社会话题，演员渥美清（1928—1996）逝世的年头。在 1996 年 4 月 27 日，人们在东京池袋的一处民居（月租 8.5 万日元，当时更便宜的公寓多的是）里，发现已饿死 20 多天的一对母子（母亲 77 岁，儿子 44 岁）。

父亲已经病亡，儿子重度障碍（具体情况不详），长期卧床，且 15 年以上未洗过澡，20 年以上未出过门。母亲曾经外出工作，其时年事已高，身体也是哪儿哪儿都是病。那时日本还未实行长期护理保险制度。收入只有母亲的退休金，不足以支付房租、水电气等住居费用，母子的生活一直靠不多的积蓄支撑，终于积蓄花光，母子饿死。与邻居没有任何交往，家里也没有电视机，不知道为什么直到最后报纸还每天送来。

都要饿死了，一般来说会求助吧？母亲还因为退休金、缴税等事情不时去区政府相关部门。

母亲留下了去世前 3 年的日记（有日期），后来以《池袋母子饿死日记》出版（公人之友社，1996），下面是其中一节。

（1996 年 3 月 8 日）去区政府等地寻求帮助，也没有人会真正帮助我们。真希望有哪里能够收留我们母子二人，让我们一起共同生活。可我们母子都有病，又有谁会帮助、理解我们呢？还是谁也不麻烦，就让我们母子自个儿生活，哪一天一起死去吧。

要是我死了，留下儿子一个人在这个世上，该怎么办呢？一想起就愁，还是一块儿死去吧。

❖ 是慢性的母子自杀吗

事实上，区政府曾提供支持，是否到位则另当别论（失职的地方应是未予以守护）。母亲似乎也向其他地方咨询过，也寻求过帮助，有过试错，但年事既高，孤独、与世隔绝，其面临的困难超乎一般人想象。

从日记中不难看出母亲对政府机构、福利设施抱有偏见，且存在强烈的母子相互依赖（也是慢性的母子自杀）、难以把握事物的优先顺序、价值观也存在错位等。儿子长期卧床，母亲从长期护理中找到存在价值。如果支持者让母子一时分开，不难想象母亲会陷入被害感、不安感当中。

当时的老人也许仍然认为政府机构是权威的、冷冰冰的、不近人情的地方。母亲也有不幸的思维定式，觉得做什么事都会走偏（参见前文《自我的陷阱》一节的相关内容），对政府的支持也不抱有希望。

说起来有点残酷，这个案例可以说是母亲拒绝帮助，携着重度障碍的儿子共赴黄泉了。真让人于心不忍。日记里写有"该怎么办呢？上天啊，帮帮我们吧"，又写有"还是让我们共赴黄泉吧"。想一起死，倒也没有积极行动，准备刀子、绳子什么的，也可看出母亲矛盾、纠结的心态。

什么是自我忽视

❖ 我的定义

池袋母子饿死事件也可视为母亲的自我忽视使

儿子也卷入其中，出现母子共赴黄泉的悲惨案例。

自我忽视尚无明确定义，在我看来，应是：放弃改善状况的努力，或拒绝接受支持，从而让自己的健康、安全受到严重损害。

放弃努力是自我忽视，而让自己的健康、安全遭受损害则是由自我忽视导致的结果，从中也可看出支持者爱莫能助的无奈心境。

自杀是主动结束自己生命的行为，不是自我忽视。酒精依赖症是自我忽视吗？酒精依赖者嘴边常挂着的话"就想死在酒乡里"，听来仿佛有自杀的意味，但摆脱酒精依赖的方法再明了不过了，却鲜有实行，这就与自我忽视相近了。由酒精依赖而把生活搞得一团糟，导致社会性孤立，则真的有可能陷入自我忽视。

自我忽视情形多样，为便于分析、应对，我暂且分为以下四类：

◇ 不自知型。

◇ 茫然自失型。

◇ 自暴自弃型。

◇ 想象过度型。

❖ 不自知型

不自知型多为慢性期精神分裂症患者、轻度痴呆综合征患者。

他们可能好歹维持着最低限度的日常生活；对自己状况的不健全、不健康完全不自知；与周围人也鲜有交流（更可能因为问题行为而与之冲突，比如垃圾山主人）；也拒绝接受支持。他们没有达到强制住院的程度，尽管早晚需要接受精神科治疗，所以他们的自我忽视才长期持续。长期迁延的抑郁症也容易出现类似情形。

❖ 茫然自失型

举一个这种类型的实际案例。中年男子、独身，与高龄母亲同住。当初因为母亲生病而辞职，专事照顾母亲。母亲去世后，男子整个人像失了魂一般，有气无力地过日子，家里变得乱七八糟，糖尿病的定期门诊也不知在什么时候中止了。一段时间后，邻居看见他，大吃一惊：脸庞浮肿、面色灰暗，穿得邋邋遢遢。以前双方是打招呼的，这次跟他打招呼也不理。

束手无策时的处方笺

如果因为丧失体验而得抑郁症，还可进行治疗。可因为失去母亲，仿佛把自己也弄丢了一般，整个人失魂落魄，像傀儡一般游走世间，或者切入到自暴自弃模式，仿佛就等着哪一天从这个世界消失。在这种茫然自失的状态中，真说不定哪一天就衰弱而死。仔细想来，男子在陷入自我忽视之前，其人生轨迹也有不自然的地方（比如人到中年独身、辞职照顾病母）。

具有发育障碍倾向的人，可能在家人的陪伴下好歹过着还算正常的生活，可一旦与家人死别或与配偶离异而独自生活，日常生活（人生本身）就可能出现破绽，继发抑郁或情绪混乱，难以进行自我健康管理，发展成为自我忽视。当事者即便受困，也不会发出求救信号（SOS），或明确表达自己的感受，结果就真的有可能在社会性孤立中走向自我毁灭。

从年轻时就拒绝出门的人，一旦有一天父母去世或自己的健康状况恶化，也可能陷入茫然自失的状态而自我忽视。对于从很小的时候就长期遭受虐待（包括儿童忽视）的人而言，自我忽视可能不知不觉间已成为常态。

❖ 自暴自弃型

也有的是因脾气倔强而自暴自弃。与政府服务部门发生冲突，而发誓"死都不会再要公家支持"，将使性子当成自己的生存意义、目标。也有的去做康复训练，没有达到预期目标，就放弃一切希望，"活着也没啥意思啊"，得过且过，只等阎王来收。如果再有脑梗死、心肌梗死等既往病史或糖尿病等慢性病，自暴自弃更会加重。

❖ 想象过度型

接受支持要花钱，积蓄会不会因此而很快见底啊，老了怎么办？有将健康和金钱的重要性弄混的人。也有人担心申请支持，要是被送去护理机构，过集体生活，失去个人隐私、自由，那多惨啊（如池袋母子饿死事件）。还有的人过度自觉，觉得自己那种程度的障碍就接受支持，太浪费公帑了。这些都是过度想象而致的自我忽视。

如果支持者再三解释，更可能刺激他们的戒心，不是在骗自己吧？态度可能更加顽固，事态也变得愈加复杂。

以上四种类型未必截然分开，有的可能有重叠、交叉的部分。因支持者方法不同，分类也可能存在差异。或者随着时间的流逝，也可能由这个类型变成另一个。与其执着于分类，还是记住"不自知、茫然自失、自暴自弃、想象过度"这几个关键词，想来更易于理解、应对自我忽视的案例。

垃圾山主人

❖ 当事者也难堪的情形

下面谈一谈近来成为社会话题的垃圾山主人。也许首先应该定义什么是垃圾山主人。遗憾的是世上还没有这样的定义，垃圾山主人这个称谓也不是学术用语。

想来支持者对垃圾山主人的认识也有偏差。比如高龄老人独居、身体不便，可能家里的物品就越积越多。老人对此也感到羞耻，不好意思让他人进入家里。久而久之，家里就可能变得与垃圾山不相上下，甚至浴室、卫生间也塞满垃圾。养宠物多的人家，家里也可能变得脏、乱、差，让人无法下脚，主人也多感到不便、受困。

这样的情形更应属于正宗的自我忽视，尤其是茫然自失型或想象过度型。

❖ "正宗"的垃圾山主人

"正宗"的垃圾山主人，一定对收集垃圾具有超乎寻常的热情与专注。

他们不扔垃圾，还会到处去捡垃圾、收集垃圾。垃圾可能占据浴室、卫生间，却码得整整齐齐（有时垃圾中还有隧道）。生活在垃圾堆中，他们也没有感到任何不便、不快。他们不是身不由己地变成垃圾山主人的，通常还会给人一种惹不得、碰不得的可怕感。

这些"正宗"的垃圾山主人，一般都身体强健，超然地过着与世隔绝的生活。据我的从医经验，他们大部分都是精神分裂症（无幻觉、妄想，有精神功能衰退的残留症状）或轻度痴呆综合征。虽然不讲卫生，却多半不是有气无力（或茫然自失）的状态。

❖ 为什么会身体强健

他们为什么会收集垃圾呢？也许是捡垃圾简单。收集这种行为，如果将对象定为垃圾，成果很快就会显现，也即越努力，成果越大。收集垃圾会给他们带来充实感（或类似的感觉），而且效果显著。

也许他们在类似劳动的行为（收集垃圾）中找到自己的生存意义：效果越明显，感受越真实、越快乐（真让人于心不忍）。

也许认为垃圾有价值？或者置身于垃圾环绕的环境中，就像在堡垒中一样，会产生安心感？也可能是近似于储蓄的感觉，收集垃圾就是其具体体现？

真实原因他人无从知晓（迄今为止，没有哪位垃圾山主人告诉我真相。也有人告诉我是为了回收，那只不过是表面的说辞）。至少，垃圾对他们来说，决非等闲物事，这我知道。

❖ 要有长期作战的心理准备

由上可知，"正宗"的垃圾山主人应是自我忽视中不自知型的变型。

距就医尚早。按理说，给他们提供更有意义的工作，也许他们就会放弃收集垃圾。可事实并非如此简单。

垃圾山主人大多与邻居有冲突。他们觉得自己干的是正经事，对邻居的抗议多半感到愤慨，态度也更加顽固、脾气更倔。

看来首先应该给邻居提供支持吧？如果邻居不再烦躁、愤怒，垃圾山主人受到感染，心理也许会变得稍微从容，垃圾处理的事也可再从长计议（一般可在体检时与他们接触、沟通）。

总之，要有长期作战的心理准备，最好是召开案例分析会。对异味、火灾隐患则不能放任不管，需要司法介入时，可邀请政府部门的相关人员一起参加案例分析会，将讨论结果也报告邻居。最好也让邻居参加案例分析会。

自我忽视该怎么应对呢

❖ 尽力保持互动

要说服自我忽视者，或者纠正其先入为主、误解并非易事。那究竟该怎样办呢？

我们的努力很快就有效果的可能性很低，还是尽力保持互动吧。也许事态不会继续恶化，或者事态恶化时可以及时介入，比如出现紧急状态时急救送医等。

既然是长期作战，就更需要案例分析会了。切记。

❖ 该放下就得放下

即便尽力守护，自我忽视者还是不可避免地走向命定的结局。作为支持者，会怎么想呢？

如果自我忽视者死亡，只要没有大的失误、怠惰，要是我，大概不会陷入自责感、自我厌恶之中。虽然可怜，可迎来这样的结局，也是他们命中注定。我会这样想，努力让自己放下。

也许有人会吃惊（甚至蹙眉），就这么冷淡、冷血呀。可我的放下是有前提的，那就是我已经尽我所能，而且提交案例分析会讨论了的。

我们支持者所做的这份工作，有时本来就可能是挑战胜算极低的事。从一开始就打算放弃是错误的，最终失败也没有必要丧魂落魄。

今后如果碰到同样的案例，也许我们可以探讨一下应对还是跟上次一样吗，有没有别的选项？如果不得不"重蹈覆辙"，我们就祈祷命运多少垂青一点，然后调整身心，继续负重前行。

自　杀

自杀诸相

❖ 自杀是精神生病的产物吗

违背人的生存本能，终结自己生命的行为——自杀，当然是异常行为了。一个人走到自杀这一步，肯定是脑袋不做主了，也即所有自杀都是精神生病的产物，但精神生病并不等于患上精神疾病。

自杀的背后除潜藏着精神疾病外，还包括心理偏离、扭曲、缺陷等精神整体出现偏差的情形。这个世上没有一个人的心理状态是完美无瑕的，都或多或少存在偏差。就是算得上心理健康、正常的人也不乏走向自杀的。如果过度关注、强调精神生病反而可能难以了解自杀的真相。

❖ 活下去的四要素

咱们换个角度思考。在我看来，人的心理要保持健康需要满足四要素，否则一遇到什么事或久而久之就可能出危险。

在前面探讨过精神出现问题是什么意思，下面再来看精神是否会出现问题：

◇ 能否客观地审视自己。

◇ 能否忍受不确定性。

◇ 内心是否具有柔软性。

◇ 能否发出求救信号（SOS）。

首先，一个人能够客观、冷静地审视自己，就不会思维短路、走极端，而是会去寻求次佳对策，克服困难继续前行。困在主观世界里，就可能着魔一般觉得只有死路一条。要客观地审视自己，对策之一是避免陷入孤立处境、处于孤独状态，对策之二是自尊心不要过强。

其次，来看能否忍受不确定性。如前面所述，有的人难以忍受不确定性。当事情混沌一片、不黑不白时，再加上消极思维，就可能误以为极端手段才是唯一的出路。

第三，所谓内心是否具有柔软性，就是能否切换视角、改变思维方式。失败可能让人陷入绝望，觉得是人生一大耻辱，似乎再没脸活在这个世上。但失败也可令人积累经验、吸取教训，或者成为尝试其他方法的契机。顽固地撞墙不仅惨不忍睹，还会把自己推向不幸的深渊。

第四，能否发出求救信号（SOS）也很关键。要发出求救信号，首先得承认自己的无助（也需要客观视角，还有谦虚、诚实），并信赖他人。

以上四要素都至关重要，若有欠缺，弥补起来绝非易事。暂且作为预防自杀的因素存在心里吧。

❖ 悔恨交加的终极

一般认为，一个人烦恼、痛苦达到极限，即悔恨交加的顶点时，可能出现两种状态：一是发疯，二是自杀。两者都是从残酷现实中解脱的极端机制。

通俗小说中的人物遭遇残酷的现实、情绪陷入极端（悲伤、悔恨、绝望等）时就可能发疯，一边傻笑一边唱着童谣游荡街头，或者嘴里淌着哈喇子在精神病院度过一生。这就是人们印象中的"疯子"吧。那事实究竟如何呢？可能出现葬礼躁狂发作（躁狂性防御）、解离症状、自伤行为等，基本上都是一过性的，也有出现抑郁状态、神经衰弱状态或创伤后应激障碍的。

那自杀又是怎么回事呢？

确实有困难状况这个前提，但在悔恨交加的顶点出现自杀冲动的，多半还存在其他诱因，比如了无涯际的虚无感、长期迷恋死亡、慢性的非现实感等。这些诱因在些许小事的触发下，就可能将人引向错误的方向，使自杀与动机（疑似）多不相称。

是有悔恨交加的顶点这个说法，又有谁真的达到了呢？

❖ 发育障碍者的自杀念头

一位年轻女子因为发育障碍在人生旅途中受挫，继而拒绝出门。她口里说出"想死，就是不知道死的方法"这样的话来，母亲于是带她来咨询。从出生、成长经历、个人史和面谈的情况来看，她应是孤独症谱系障碍（ASD）。

我问她为什么想死。她语气强硬地回答："这不是理所当然的事吗？我一无是处，整天有气无力地待在家里。这样的人不配活在世上，没有资格、没有价值!"

边缘型人格障碍（BPD）的人也可能说出类似的话来，却颇有与世间讨价还价的味道，是换一种方式表达对世间的恨意、逆反和自恋。眼前的这位女子，却是心口如一地那样表示。

"不，对你家人来讲，你的存在，仅仅是存在本身，就是他们快乐的源泉。只有爱，才是无条件的。"说出这样肉麻的话来，我都羞于写在这儿，可她并不领情。

现在想来，是我错了，我不该用"爱"这样抽象的字眼（ASD 的人难以理解抽象或模棱两可的语言）。

最终，我得到保证，她暂时不付诸实施，好歹让事情告一段落。一想到世上的发育障碍者可能也有类似想法，我不禁黯然神伤。

被迫面对他人自杀

被迫面对他人自杀时，包括支持者在内的相关各方会陷入复杂的情绪之中，甚至深感无力。下面来看这些复杂情绪。

❖ 令人悲伤、震骇

那样的行为确实不自然，但从未有过自杀念头的人就正常吗？

精神科医生奥利佛·萨克斯（Oliver Sacks，1933—2015）以《将妻子错认作帽子的男人》等作品闻名于世。他在自传中写道，40 多岁时他曾出现剧烈的坐骨神经痛，平生第一次想到自杀。这是笔者第一次对他的坦诚颔首，毕竟他在其他书中写的案例都过于惨烈，难免有浅薄之嫌。

不是说没想过自杀的人生就不完整什么的，而是说曾切身思考过自杀的人可能会更好地理解他人。自杀是多种因素叠加（那样极端的情形，极其罕见）的结果，得看当事者的命运了。

❖ 更多支持可预防自杀吗

有人可能希望他人觉察到自己的自杀念头，拖住自己。他们需要他人的善意、世间的美好来留住自己，从而徘徊在想死、不想死的边缘。

那样的犹豫其实只是在找借口，真正的决断多半早已做下。给自己找借口是自我封闭，是异常的表现，支持者也多难以介入。

对自杀未遂的人说："多险啊，幸好及时！"不少自杀未遂者会应声痛哭，不是因为活过来喜极而泣，而是震惊于重返自我、现实，终于从自我封闭中走了出来。

❖ 也有人以自杀相威胁

每个人的生命只有一次，可偏偏有人喜欢拿生命为筹码去威胁他人，仿佛天下无敌。任谁都会死，可偏偏有人将死当成具有气概的表现，觉得凄美、圣洁，为之飘飘欲仙。

还有人将死亡当成自己的存在意义，喜欢"与死神共舞"。要让他们从那样的误区中脱身，也是相当困难的。对此，我只想压低声音对他们说：别做得太过了，适可而止吧！

❖ 最后一根稻草

被他人辛辣地讽刺了、表白被拒绝了、被炒鱿鱼了、求职失败了，等等，都可能成为自杀的诱因。即便这些诱因一一清除，谁又能保证在以后的人生中不会出现新的不愉快、不如意呢？让人失望、绝望、悲伤的事情数不胜数。

因此自杀不存在什么决定性因素、危机时刻，只能说是最后一根稻草压死了骆驼。过度解读自杀的最终诱因又有多大意义呢？

支持者过度自责，是否有被虐倾向呢？

怎样劝诫有自杀念头的人

该如何面对有自杀念头的人呢？下面我将自己实际的做法、说法，以及本书中反复提及的方法总结如下，也请参考后面有关心理咨询的相关内容。

需要强调的是，并不存在预防自杀的所谓魔法语言，我们只能尽自己的努力，在试错中前行。

◇ 压低声音效果会更好。可制造出亲近、共有秘密的氛围。

◇ 复述患者表现情绪的话语，会让他有得到理解的感觉。

"是吧，感到'什么都烦'。"

束手无策时的处方笺

◇ 对患者表达的内容，即便难以接受，也不予以否定或谴责，可暂时不做评价，仅表示理解。

"是吗，你是这样想的啊。"

◇ 支持者表明态度。

"你的痛苦、束手无策的心情，我理解了，或者说努力去理解。"

"你跟我说这些，可以理解为是对我的信任吗?"

"谢谢你告诉我这些，真没想到你这么痛苦。"

"不要忘了，我们始终陪伴在你的身边。"

◇ 不要试图说服患者。稍不注意，就可能演变成谴责患者，招致逆反。可先对患者的话表示理解，"是这样的啊"，然后提出别的想法、选项。

"现在你可能没有多余的心力想及其他，所以我们要等一等，先别急着下结论。"

◇ 支持者表明想法（坦率、真挚地），争取时间，患者多半可重返自我，回归现实。

"我真的希望你不要想死之类的，这不是出于大道理、责任感，而是我自己想对你说的。"

"人为什么不可以选择死亡，我也说不清，直觉上，我非常抵触。死绝非儿戏，是一失足成千古恨的事，我们还是一起想想别的办法吧。"

"你要死了，我会非常伤心的，会肝肠寸断。"

"请一定告诉我，我能做些什么。"

◇ 告诉患者将现在当作终点太让人绝望了，他还在途中，是过程的一部分。

"现在终结自己的生命，不是亲手将自己推向绝望的深渊、结局吗？"

"你是想歪了，才得出'死比活好'的结论，那是误解、曲解。等你冷静下来，一定会发现有想得过度的成分，或者受情绪的影响比较大，还是别着急的好。"

◇ 支持者被反问，"你理解我的苦恼吗？"

"是啊，我也这么想。我没有经历过你那样的苦难，但我参照自己的经验，将其放大数倍，尽量想象你的痛苦。我是那样努力的。"

"是啊，我没像你那么痛苦，所以我才能冷静地思考、预测。要是跟你一样陷入痛苦之中，就难以想出好办法了。"

◇ 对支持者的过度关心、热心（对其无视也会愤怒），边缘型人格障碍（BPD）的人反而容易逆反。最好对事不对人，体谅、应对他们的愤怒、不满，淡然处之，否则稍不注意，就可能被卷入毫无意义的争论（空对空的辩论只会助长其思维愈加脱离现实，使愤怒升级），比如"人为什么不可以终结自己的生命？"

◇ 面谈结束时，伸出手，"不要死啊，来握个手保证一下"。如果患者握手时有气无力、敷衍了事，就要警觉了。握手既是双方告别，也是让支持者安心的一个仪式，表示已经尽力而为了。如果缺少这样的仪式，支持者就可能被所从事的这份工作消耗殆尽。

◇ 如果怀疑是精神疾病（尤其是抑郁症），应该介绍患者去精神科，但贸然让其去精神科，患者则可能以为自己被抛弃了。

"你的精神不是出问题了，而是现在没有多余的心力去冷静地思考、判断。为了有个新的开始，咱们还是借助医疗的力量来恢复心力、体力吧。"

气势汹汹型

什么是气势汹汹型

❖ 并不是时时都出格

所谓气势汹汹型，是被称为惹是生非型、魔患、魔父魔母等让人头疼的人物，至少他们在大声谴责他人时堪称异常，给人惹不起的感觉。

气势汹汹型也不是随时随地都那么怪，可能工作能力很强，拥有一定的社会地位。他们并不一定患有精神疾病，却也难称正常。

且不论是否严格符合医学诊断标准，从应对的角度来看，可以将他们暂时视为边缘型人格障碍（BPD）或疑似 BPD。理解、认识 BPD，学会其应对方法，大概也能应对气势汹汹型了。前面已大致探讨过 BPD，想来读者诸君已具备其基础知识。

本部分聚焦应对法，下面先来看气势汹汹型常见的特点（是基于我临床实践经验的一家之言）。

❖ 不会吃一堑长一智

气势汹汹型中，不乏高智商或高学历的人，遗憾的是，他们绝不会从冲突、争吵中吸取教训。要是一般人，不论是他人错还是自己错，对吵架、冲突都唯恐避之不及吧？为避免重蹈覆辙，大多会从过去的经验中吸取教训，回避相应的场景、言行，以免产生不愉快。

可大多数气势汹汹型不会。每次冲突、吵架几乎都以同样的模式发生，也同样变得怒不可遏。"这已不是第一次了，还这样'如初见'，不是把自己当傻瓜吗？"真想对他们这样耳语。

他们不会吸取教训，变得明智一些，轻装上阵。他们格外执着，尽管知道自己在生气（同样的场景已反复多次），还是会奋不顾身地往"火坑"里跳，仿佛主动追求怒火一般。

❖ 时间感觉有点怪

比如在门诊时有人格障碍的人对我谈起令他生气的往事，说起来细节逼真，当时是如何地愤怒，且表情生动、现场感十足，仿佛余怒未消。我想也许就发生在几天前吧，焉知听到最后才知道是 10 多年前的事，反倒轮到我吃惊了。

仍然对十多年前的事难以释怀，这样的情形不足为奇。奇怪的是仿佛与几天前发生的事没有两样，仍然热度十足。对他们来说，时间仿佛凝滞，时间的流逝对往事没有产生任何影响。在那一瞬间，我只感到眩晕，犹如穿越。

是往事一直在他们心头萦绕盘旋吗？那也太能记恨了。或者，是他们的时间感觉出了问题，与常人不一样？

作为佐证之一，是听他们讲个人史时，有时事件并不按时间顺序排列。比如讲了 A 事，再讲 B 事，从语气、逻辑来看，应该是 A 先发生，然后才是 B。实际一问，才知道 B 先发生，然后才是 A，且中间相距 8 年。把我搞晕了。

他们的时间感觉似乎有些错乱，也许这也是导致人格障碍的人（尤其是 BPD）社会适应困难的原因之一。

❖ 卷入愤怒的旋涡

他们一旦发怒，多半没有止境。

如果支持者有错，患者发火也是没有办法的事。支持者就承认错误，并为之道歉，请求原谅。一般来说，患者发发火也就罢了，用数字来表示愤怒的程度，3 也就可以了吧？可 BPD 的愤怒不是3，而是 120。

不论怎样，也没必要愤怒到那种程度吧？"平时我不是对你多有帮助、多多配合吗，至于那样怒火冲天吗……"想来读者诸君也多有体验。

仔细观察，会发现他们对支持者的愤怒程度也就是3。可他们是时间感觉有所错乱的人，对过去的愤怒难以忘怀，所以一旦发怒，过去的怒火就会复燃（尽管与现在无关），使现在的愤怒如火上浇油一般，越烧越旺。愤怒的激烈程度也就大大超出预期，与现实不相称。

也就只能这样解释了。我自己私下将这种现象称为"怒火的多米诺"。对此没必要畏惧、退缩。

❖ 不是 BPD 的气势汹汹型

并不是所有的气势汹汹型都是 BPD，偶尔也可见发育障碍的人有这种表现。

发育障碍的人不会灵活变通，容易固执己见，难以理解抽象或模棱两可的表达，也难以感知氛围（多为孤独症谱系障碍 ASD），所以也容易变成气势汹汹型。ASD 还多并发注意缺陷多动障碍（ADHD），具有冲动性、攻击性倾向，就更容易发怒了。

如果对发育障碍的人予以充分解释、说明，他们很容易收起攻击的矛头，平息怒火。如果对他们说"你自己想想吧；随机处理"之类模棱两可的话，他们则多半不会收场。

体谅心情

该如何应对气势汹汹型，已在前面介绍过。下面来看具体如何采用类别化模式进行应对。

❖ 植根于被抛弃的不安

边缘型人格障碍（BPD）的人一旦跌入愤怒模式，似乎整个人都变为攻击性的化身。无疑是其内心里交织着的失望、悔恨、耻辱、寂寞，使之陷入惊恐发作（或者因为烦躁、绝望而发飙）。一定要特别关心"我"、照顾"我"；一旦违背"我"的要求、意愿，就可能激发"我"被抛弃的不安，从而使"我"陷入惊恐状态；"我"一旦陷入情绪混乱，憎恨就会勃发。气势汹汹型的愤怒，也与此差不离。

气势汹汹型的愤怒一旦爆发，就会：

"没有特殊照顾我，蔑视我，把我当傻瓜，侮辱我！"

"没有按我的要求办，稍微例外一下都不行吗？一副公事公办的态度。抛弃我，跟你没完！"

仇恨升级，混乱加倍。如果坚持正确的做法、说法或解释，他们的怒火更会升级。

❖ 引出患者肯定的回答

应对气势汹汹型，需要体谅他们的情绪，缓解其被抛弃的不安。那具体该怎么做呢？

在《如何为精神疾病患者提供日常支持》(医学书院，2019) 中，作者小濑古伸幸认为首先是引出患者肯定的回答。

与否定相比，肯定会让人感觉舒服。如果问答之间出现很多肯定的回答，双方就可能变得友好。与小濑古面对面交谈时，他也是这么告诉我的。但要想出一个个让患者颔首的问题，似乎也不容易。然而其实仔细琢磨一下，那一点都不难，比如：

"不知道你想谈论的话题，而擅自谈论别的话题，你很生气，对吧?"

"你讨厌上午有人来打扰你，我们却无视你的意愿，擅自前来，你很生气，对吧?"

"你头疼得厉害，正难受，却来了两位支持者，对你问东问西，左右夹击。你实在忍不住才发怒，对吧?"

也即觉察、跟踪他们的心情，以提问的形式表达出来。

❖ 难以实行的原因

出人意料的是，少有支持者走这个程序。原因之一是，如果将气势汹汹型的心情以言语表达出来，会不会让他们觉得是在迁就、讨好他们呀？他们会不会变本加厉？其实在气势汹汹型攻击性的背后，是希望有人理解、接受自己的迫切愿望。

还有一个原因是，气势汹汹型都发怒了，支持者不得不予以解释、辩驳，仿佛在针锋相对。

气势汹汹型会感觉没得到理解，于是更加怒火熊熊，攻击性升级。

悄悄话级的特殊照顾

❖ 双重标准不好

在边缘型人格障碍（BPD）的应对中，不少支持者都知道有设立框架的办法。下面再讲一点妥协。

BPD为人执拗，会大吼大叫、威胁恫吓。我们很容易被他们的气势所压倒，忍不住想让步，比如"好吧，这次就按你说的办，是例外"。虽然理解想这样说、这样做的心情，可妥协、让步是最差的做法，差就差在实行了双重标准。

确实，世间双重标准横行，且别论什么善恶，是否有关系、是否为熟人，就是地位、影响力等都使得双重标准泛滥。

假设东京都举行活动，有 100 个参加的名额，申请者够 100 人就截止了。其后偏偏东京都知事打来电话，问可否增加一个名额，最后不得不给一个备用名额吧？确实不公平，可世道就如此。

BPD 因为有被抛弃的不安，总是希望得到特殊照顾（更确切地说，是热切盼望）。特殊照顾与被抛弃的不安时常分居天平的两端。按常情解释"真的办不到"，他们根本不会听。

特殊照顾，就像东京都知事亲自打电话要求额外增加一个名额一样，如果拒绝 BPD，就会激发他们的愤怒、仇恨。"给我特殊照顾"这样的话他们也说不出口，是希望支持者领会。支持者怎么会想到他们会有这样的心思？也难怪他们的怒火会越燃越旺。

如果支持者说"好吧，这次就按你说的办，是例外"，会怎样呢？那无异于支持者自己证明有双重标准，给自己的脖子上套，认可会闹的孩子有糖吃，从此以后就什么都得按当事者的要求办。因此妥协是禁忌。

❖ 抚慰疏远感是好方法

不应对 BPD 的怒火，对其气势汹汹置之不理也不行啊。那该怎么办呢？

BPD 希望得到特殊照顾，可支持者办不到。如果告诉他们"不可能对你特殊照顾"，无异于火上浇油，只会让他们感到耻辱、悔恨，愈加发飙。

换一个视角怎么样呢？

BPD 平时多受疏远之苦，总是被当作惹是生非型而四处遭人嫌，被当作麻烦人物而遭到回避。他们多不认为是自作自受，反而认为是自己太有个性而遭到排斥。如果抚慰他们的疏远感，效果会大大地好。

具体做法是将心里的想法、内幕悄悄告知他们："只跟你一个人说啊，事情是这样的……"一般来说，支持者是不会对当事者讲心里的想法、内幕什么的，也没这个必要。但对 BPD，是把他们当作"自己人"，悄悄告诉。

"从内心讲，我是真的想帮你，可实际情况（内部规定之类的）是这样，我也是没有法子嘛。"

要将声音放低，再加上"真烦啊，太不近人情了"更好。要面不改色、心不跳地说出这样的话来，想必也得有一定的从业年资、脸皮变得够厚才行（一定要努力，可参考前文有关给予安心感的方法）。

❖ 既特殊照顾又不特殊照顾

只对"你"一个人讲我内心的真实想法、内幕，就是特殊照顾"你"，尽管最终也不得不说"事情就是这样的，没法例外"。首先"特殊照顾"BPD，说悄悄话，让BPD感受到亲近而不是疏远，效果会非常好。

BPD太麻烦、太难缠了，还不如按他们说的办。这也是支持者内心的真实想法吧？受制于制度、金钱、人力、时间、空间等条件的，不仅有BPD，还有支持者。

想来支持者与BPD完全对立的情形少之又少。要是拿捏得当，说不定双方会"惺惺相惜"，一起哀叹："我们都是受害者啊!"

悄悄话级的特殊照顾不仅可抚慰 BPD 的心情，还能避免让双方完全对立、冲突。

其他应对方法

❖ 投其所好：亲近权威

气势汹汹型大多喜欢权威，一方面反权威，另一方面也喜欢亲近权威。因为内心被抛弃的不安，所以更想靠近权威吧。他们经常吼叫"让你们领导出来"，也可谓事出有因了。

如果双方弄僵了，即便不是一把手，也是组长、科长之类稍微带点头衔的人出场，事情可能就此解决。边缘型人格障碍（BPD）的人总希望得到特殊照顾，如果组长、科长出场，他们的虚荣心多少会得到满足。

气势汹汹型在攻击升级时，可能出口威胁，如"我要去起诉你们；我认识议员，我要让你们的机构活不下去；我要在社交媒体上举报你们"等。

如果己方没错，直接给怼回去也可以吧，"随你便，到时出乖露丑的可是你自己！"可他们是当真的呢还是仅仅是威胁，也可能难以判断，支持者不免犹豫。

对此，上司的反应也各不相同，有的可能特别硬气："爱咋的咋的，把我帽子给撸了才好呢；身正不怕影子歪，要吵架是吧，谁怕谁呀！"也有的可能会对下属说："那怎么得了，先道歉吧！"

不管是什么反应，上司一定要让一线支持者知道该怎么做，否则一线支持者只要表现出一丝犹疑，BPD就可能乘机而上，使攻击进一步升级。

上司可明确告知一线支持者，遇见这样的情形时，该怎么做，让大家保持一致。只有方针明确，一线支持者才心里有底，才能随机应变。

❖ 给人的印象可能因人而异

假设有一位当事者，由三位支持者分别在不同的时间、地点提供支持。其后三位支持者谈论对当事者的印象，内容应该大同小异，不会相互矛盾、相差太远吧？

但对BPD来说，印象不一致并不稀奇。

第一位支持者可能表现出无尽的同情。"她呀，真的很不容易呢。从小受虐待，又没上过多少学，好不容易结婚还遇人不淑，老公喝酒又打人，后来逃出来了又患上抑郁症。对这样的可怜人，我们不帮助她又帮谁呢。这就是我们支持者存在的意义。"

第二位呢困惑不已。"那可是位拎不清的主儿啦。你问她有什么困难，提出来大家一起想办法，她却毫无反应，一直低着头不作声。不论你说什么，基本上毫无应答。没有办法，只好说'那我回去了，下次再来啊'。你猜怎么着？她却一副怨恨的表情，'啊，这就回去啦？'是不是拎不清的主儿？"

第三位则怒气冲冲。"那个人真没礼貌，刚一见面就说，'你体味好重，每天都泡澡了吗？'等你问她有什么困难，她则出语傲慢，'当然有啊，你不就是为这个来的吗？'你说气人不气人！"

三个人所谈的印象迥异，让人不由得怀疑他们说的是同一个人吗。BPD 有时就给人这种迥异的印象。也许给人的印象不一致，才是 BPD，尽管还不到多重人格的程度。

为什么啰啰唆唆说这么多呢，来想想以下情形吧。假设你与 BPD 谈僵了，正在那里公说公有理、婆说婆有理地争吵呢，这时上司插进来，对你说："你下去吧，我来。"

前面已经讲过，BPD 喜好权威，看到上司出场，可能情绪立马变好，态度来个 180 度大转弯，仿佛变了一个人似的。结果会怎样？上司可能对你说："她是个明事理、听得进话的人啊，你还跟她吵！看来你还该多学习、多修炼啊。"

这绝不是子虚乌有。如果上司不知道 BPD 给人的印象可能大相径庭、BPD 喜好权威的话，一线支持者的处境就会相当难堪，因此包括上司在内的所有人员一定要了解这一点。

❖ 防人之心不可无

在前面讲过 BPD 好操纵人，为此他们也善于加工信息。我在门诊曾委婉地建议："这样的事还是不做为好。"你猜怎么着？不知道什么时候演变成无缘无故地冲他们发火了。

被投诉性骚扰、权威主义什么的也不稀奇，一定要有心理准备。投诉可能容易演变成"说了"与"没说"你来我往的拉锯战，但 BPD 可以面不改色地说谎，以至于支持者都可能心生恍惚，自己说过那样的话吗？那就更难应对了。与 BPD 打交道，一定要时时戒备。

应对 BPD，最好是两位支持者一起进行（也可能被投诉"以人多取胜，感到压力"）。可人力有限，不太现实。

为避免以后出现麻烦，还是事无巨细都做好记录，同时也向同事口头报告一下。否则可能在不知不觉间，各种奇奇怪怪的信息在同事之间流传，等发现的时候支持者的处境已经相当尴尬，同事也由友方变成了敌方。

也许有人会说，那就将对话录下来。录音可行吗？如果录音，应该事先告知患者吧？这可能无异于点燃争吵的引信。

那偷偷录音可以吗？如果发展为诉讼，在日本，据说偷偷录音也可能作为证据使用。可这也有"地雷"。录音的话，不光录下患者的话，支持者所说的一切也会原封不动地录下来。谁能说支持者说的话没有任何漏洞、不当的地方呢，尤其是在不冷静的时候，不恰当的言辞、不该说的话更可能冲口而出。如果当事者请了高明的律师，支持者的失言更可能是搬起石头砸自己的脚。

为防被反咬，还是别偷偷录音为佳。

❖ 换　人

与气势汹汹型的互动陷入僵局时，有时更换支持者，问题可能顺利解决。这是怎么回事呢？

更换的支持者未必就一定优秀、能干，只能说当事者的投诉有时也不无道理。

比如，"我觉得这点不对，可并没有人给我充分解释；我不喜欢你这样做，你为什么不听听我的意见；我觉得那是不礼貌的，你们觉得呢？"诸如此类，有时不满、投诉也是消除模棱两可、误解不可或缺的程序之一。

可气势汹汹型容易"剑走偏锋"，不是直指问题的核心，而是提出诸如"解雇那个上门护理家政工；让保健师给我道歉；你们伤害我的感情，该怎么补偿我"，让支持者难以应对。

如果更换支持者，又会怎样呢？

◇ 更换支持者多少需要时间，其间他们可能冷静下来。

◇ 新的支持者会从头开始，可能询问："现在告诉我你有哪些不满意的地方。"于是走偏的投诉可能回到原本的问题上来。

应是这样的机制在起作用吧。可经常更换支持者也可能引发他们被抛弃的不安。

❖ 不要幻想缩短咨询时间

时至今日，我仍有未解决的悬案，那就是他们把心理咨询的时间拖得太长了。明白了吗，他们的话太多了。"你可能有时间，可我要处理的事情是堆积如山啊"，心中忍不住这样嘀咕。

从我的临床实践来看，如果案例有点困难、复杂，咨询就可能拖到 2 小时。抱怨 2 小时，患者也累了，气也消了，可听的人呢，是什么感觉？

有把咨询时间缩短的方法吗？比如事先设定框架，咨询开始前说："我还有别的事，今天的咨询就 45 分钟，行吗？"这基本没有效果。即便让同事到点了打电话，说有急事，也基本不可能走掉。

我也尝试了各种各样的方法，还是基本无效。他们几乎反复说同样的内容，等我把内容整理好，讲出要点，告诉他们："是这样的吧？对此，我的意见是这样的。你看，问题解决了，要不咱们今天就到这儿?"瞅准时机，也可能强行结束咨询，但他们会觉得意犹未尽，被抛弃的不安也会作祟，结果下次咨询会找补，可能拖到 3 小时以上，让人束手无策。

解决咨询时间过长这个问题，我基本上放弃了，虽然也懊恼。这样长时间的咨询，想来我也未必全是被害者，毕竟给他们提供了倾诉的机会，也许缓解、治愈了他们由被抛弃的不安所致的心理的动摇。

他们不会对此表示感谢，我更拿不到一分治疗费。只能期待自己完全的付出和善意，说不定哪天也会得到回报。这个世上就是这样的，这样想我作为人的品格也得以保全。

也有其他的方法，请参考下面的内容。

❖ 不要张嘴就说"不行、没门儿"等否定的言辞

医生尤其容易单刀直入，将结果明明白白地说出来。如果面对的是一般人，那没有问题。

可边缘型人格障碍（BPD）对否定的言辞过敏，非常容易震惊，继而暴跳如雷。应对办法是委婉地告知无法办到，双方都为其所困，也即需要站在同一条战线上，以免刺激其被抛弃的不安，然后

再想退而求其次的办法。需要经过这样的程序，具体可参考前文有关给予安心感的方法。

❖ 压低声音说话

一般来说，气势汹汹型都喜欢大吼大叫、吵吵嚷嚷。处于愤怒之中时，当然会这样表现。如果支持者也提高声音，就会演变成争吵、对吼。

当双方话不投机、变得情绪化的时候，支持者可以故意小声说话，会有意想不到的效果（如果话语含糊不清，反而会使当事者更加焦躁。声音要小、清晰、明了，平时可以多加练习。这也是支持者必备素养之一）。

声音小而清晰，也是说话人内心沉着、稳定的表现，甚至可能给人可靠、值得信赖的感觉。

当一方压低声音说话时，另一方会不自觉地靠近，缩小双方的空间距离，心理上的距离也不由得拉近。这时说的话当事者也容易听得进去，或者说双方有一种说悄悄话（体己话）的氛围，平时难以出口的话也说得出了，双方的信赖感上升。

越是说到关键处，越要压低声音，这对有幻觉、妄想的患者同样有效。

❖ 倾听时的回应也要注意

倾听他人说话时，表示回应的话语难免千篇一律，比如说"嗯，是吗"之类的，太简单了，而"是这样吗，明白了"又过于机械，有口无心似的。

我录下自己与他人的对话来听，发现自己一直在说"没错，没错"，不是一点没错的地方也"没错"个没完。

回应时可以重复患者表示情绪的话语，通常效果会不错。

一般都是先讲事实、摆道理，最后才是评价，说出感受，比如"所以我才那么生气"或者"因此我非常伤心"。这时，可以回应"是吧，非常生气"或者"因此非常伤心，太难受了，对吧"。

为什么这样做会有效果呢？原因有二：一是重复患者的话语，表示你在听；二是重复其表示情绪的话语，表示你跟他站在同一条战线上，立场相同。

应对气势汹汹型，掌握了以上方法，想来就不会临阵慌了手脚。你会泰然处之，游刃有余，支持的工作也会变得轻松几分。

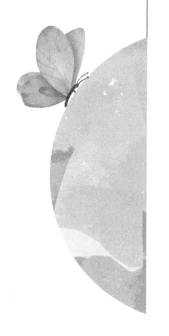

支持者的精神保健篇

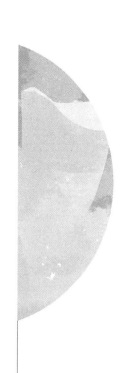

是什么让我们受苦了

三大烦恼

支持的工作非常辛苦，说什么当事者的笑颜是我们的存在意义，这样单纯、美好的一厢情愿是不足以支撑我们走过职业生涯的坡坡坎坎的。被抱怨、被怀恨，甚至被骂得狗血淋头也并不稀奇，就是性善论者也可能怀疑其初衷。

支持者在工作中具体有什么烦恼呢？我整理了一下，不外乎：虚脱感、不安感、愤怒。

❖ 虚 脱 感

不论怎么努力，也不见成果，问题一点没得到解决；当事者不仅不理解我们的苦衷、拒绝配合，还抱怨没有任何改善；不论怎么使劲费力，也没有任何起色，却也不能就此抽身不管。

想仰天长叹吧？别说成就感了，就是为谁辛苦为谁忙都有点搞不清楚，空虚、虚脱感也日甚一日。

❖ 不安感

对自己的专业知识、技术没有信心；对案例的应对没有明确的方针，甚至搞不清问题的症结在哪里；即便参照伦理、人权或人之为人的样子也无法确认当事者能够改善或稳定在什么状态。

在这样混沌一片、不明不白的状态下是没法为他人提供支持的，不禁心里发慌。别说加油干啦，早在加油之前就心慌意乱、裹足不前了。

❖ 愤 怒

为当事者的不礼貌、我行我素生气；当案例陷入僵局、毫无进展时会烦躁不堪；当事者对支持者真诚的建议充耳不闻，却理直气壮地抱怨、投诉，真为其厚颜感到无语；当事者对支持者的些许失误揪住不放，仿佛抓住什么大把柄似的，闹腾个没完，又怎能让人原谅他。一桩桩、一件件……数起来没完。

作为支持者，还要生气、愤怒，又怎么算得上

称职、够格呢？不免自我厌恶。真是让人欲说
还休。

以上三种情绪交织，一天天侵蚀我们的身心，
而我们却没法就此罢手。

我们并不是完全无助

❖ 事情总会有变化

下面来看应对方法。

确实让我们陷入虚脱感的情形不少，有时真想
就此拔脚上岸。但看似无能为力的案例却可能出现
转机，是偶然也罢，或者找不出什么确切原因，事
情就是向好的方向发展了。

也许与我们的努力没有关系（不像我们的功
劳），也许是我们的坚持得到上天的垂怜。

我们并不是成竹在胸才去提供支持的。我们多
少对现状施加影响，然后静候未知的反应、契机，
再适时保驾护航。支持就是这样的营生。我们的技
术可能增加胜算，但终究还是人事，结果多半难以

预料。

要是英文拼词游戏，拼不出来肯定就是拼不出来了，不可能有现在怎样将来怎样的对策。可家人之间的互动出问题了，人生病了、行为异常了、生存方式不对了等情况却是时时刻刻在变化，不会停滞不前。人会一天天老去，一个人的想法、感受也会发生变化，更别说未来还有那么多的未知数。再说了，此后十年、二十年……当事者或其家人总有死去的那一天吧？

❖ 奇迹的见证者

即便当前无可奈何，将来总会发生什么变化，所以我们要耐心守候。也有人可能会说，可以那么长久地等待吗？或者听凭命运的安排，期待奇迹，社会大众会容许吗？

所以才要上案例分析会呀。经过那样的程序，就明白是不得已而为之。在有关《对家人的支持》部分的内容中也说过，支持者的心理变得从容，当事者无形之中会受到感染，出现好的结果的情形也不少。

在我看来，支持不像英文拼词游戏那样做不出来就做不出来。即便是无可奈何的案例，也可能出现转机。这正是支持者这一职业的至味，也是回报。在充满不确定性的这个世界，对完全无望的案例，也勇敢地去面对、偏向虎山行，是不是有点像奇迹的见证者？

当事者口不择言、想说什么就说什么时，确实让人烦不胜烦，使支持者全身犹如虚脱一般。但想一想，世上一定会有那样的人存在吧？说自己就不会那样，又有什么意义呢。

在有关《支持者自查》部分的内容中讲了重视共性，采用类别化模式。可否这样想，现在你面前的这位就是"接受支持，却忍不住口不择言、想说什么就说什么的类型"。

如果你是初见，正好是良机，你可以将其收入自己的类型库中，以后再碰见类似的人，你就会悠然地说："是那个类型呢。"

❖ 应对不安感和愤怒

下面来看不安感。

对自己的专业知识、技术没有信心，也许是因为东学一点、西学一点，缺乏系统地学习的机会。

但哪里有教科书或操作指南能将支持的知识、技术网罗殆尽呢，更不可能有那样全面的讲座、培训课程。也有教科书的知识可能大而全，却显得干巴巴的，缺乏真实感，让人哪里看得下去又记得住。

我自己也深有同感，所以不惜王婆卖瓜，撰写此书。此书并不是非有不可，可确是专为一线支持者写的，是现场专业知识、技术的荟萃。读者诸君还可在书页空白处写下心得、体会，这也是提高自信的方法之一。

问题究竟是什么，并不明了，能改善或稳定在什么状态，也不知道，够让人烦恼的了吧？此时可参考前文有关《人是不会主动求助的》，以及《问题解决了是什么意思》部分的内容。面对当前的烦恼，再去看已经读过的内容，一定会有新的感悟。

再来看愤怒。

生气了，完全没必要自我厌恶。碰见令人生气的事情会生气，是人之常情，也只有具备常人的感觉，才能以平常心进行支持的工作。支持者不是圣人君子，也没必要成为圣人君子。将自己当成常人的类型，也可据此冷静下来。

愤怒的结局

令人生气的事情真的很多。我自己就是急性子，曾经跟医院的老板大吵一架，当场辞职（辞职就对了）。但愤怒也可能因为些许小事烟消云散，下面具体来看。

❖ 医生也会反击

曾经接诊一位年轻女子，是边缘型人格障碍（BPD）。那天她一进诊室就气不顺，要求给开不对症、不必要的药，我拒绝了（充分解释了）。她很生气，当即高声詈骂。

她是位演员，口齿清晰、声音洪亮，宛如在表演一般对着我骂。嘴里出来的污言秽语，让人不堪卒闻。有这么当着人面把人给骂个狗血喷头的吗？

那时我还年轻，不如意的事也多，面对她的詈骂，我的火气也呼呼往上蹿。再怎么骂人，也没有骂到我长相上去的吧？太侮辱人了，士可杀，不可辱！我心里恨得咬牙切齿："这个女人，看把你猖

狂的!"终于,我的火气爆发,趁她连珠炮般骂声的间隙,我狠狠地盯着她,厌恶地说道:

"你这个臭女人,贱到家了吧!"

确实,她的表现丑陋、卑贱。一瞬间,她愣住了,大概没想到医生也会反击。当然啦,大家也想象得到,我的话犹如火上浇油,等她反应过来,更是大声谩骂:"你,你这个家伙,真不要脸!想调戏我、耍流氓是吧?"

❖ 这样的人值得生气吗

这次轮到我愣住了,什么跟什么呀,这样的反应?耍流氓,是什么意思呀?

想了一会儿,我明白了,她是把"贱"跟"淫",也即下半身、性联系到一块儿了。所以我说的"贱到家了吧",她以为我骂她淫乱、放荡呢,想成那样侮辱的话语了。

意识到这点,我的怒火瞬间烟消云散。她只会把贱与下半身想到一块儿,就这种水平的人啊,也难怪。跟这种人生气,也太小儿科了。

我刚才还怒不可遏的内心一下变得从容,表情也放松,甚至浮现出笑意:"对呀,我就是那样的人啦，整天都在想着怎么耍流氓呢。"看到我绽放的笑脸，她似乎颇为困惑，也许有一拳打空的无所适从，她的愤怒也消失得无影无踪。

或许她觉得我不好惹、不怀好意，也可能我的回答超出她的理解范围，她不再执拗地要求、暴怒，而是急慌慌地抓起外套、手包，快步走出诊室离去（下次门诊时，她像什么事也没发生一样，照常来就诊。这正是 BPD 的典型表现）。

❖ 脏污的漆皮皮鞋治愈了我的心灵

还有一个案例是一位住院的高龄老妇（痴呆综合征）跌倒了，还碰到了头，后来出现慢性硬膜下血肿。

患者跌倒，院方负有照顾不到位的责任，该道歉得道歉。对慢性硬膜下血肿，也应一边给家人看 X 光片一边解释、说明，并承诺送去脑外科做手术，取出血肿。于是给监护人长男（丈夫已逝）打电话，让他来医院一趟。

第二天，不仅长男来了，长女、次女，还有舅舅、舅母都来了，乌泱泱一大群人。入院后可没见谁来探过病呀，办入院手续也只有长男一个人，现在一下来这么多人，真让人吃惊。

一群人还团结一致，异口同声地声讨医院，抱怨照顾不周。我与护士长一再真诚地道歉，可他们还是一个劲儿地叹息、摇头，仿佛演戏一般，"现在的医疗水平真是没法说，为什么当初要把老太太送到这样的地方来啊？"

他们摆出一副受害者的样子抱怨个不停，我心里那个翻江倒海呀。尤其是那个长女，一直在那儿谴责，同样的话语说了又说，非常执拗。

他们抱怨、谴责了将近两个小时，气似乎消了，准备开拔。我和护士长将他们送到病房大楼门口。当时来医院的人都要在门口换上拖鞋，我就强压怒火、僵着表情站在那儿看他们换鞋。

不期然，我的目光落到一直抱怨的那位长女的鞋上。那是一双脏不拉叽的漆皮皮鞋，鞋跟已明显磨损，与颇为讲究的一身着装、名牌手包明显不协调。

注意到那点，我心里乱蹿的火苗一下就熄灭了。穿着那样一双脏不拉叽的皮鞋四处走，内心的粗疏可以想见，难怪会苛责他人。面对一双脏、破的皮鞋，我的怒气陡然消失，连我自己也觉得吃惊。

　　我的愤怒好像可以在他人的瑕疵与不经意处瞬间消失。自从意识到这点，我的目光似乎就喜欢搜寻他人的瑕疵。真是一个"不怀好意"的家伙。悲哀啊，那也是没有办法的事。

为什么心理咨询会有效

言语化的魔法

❖ 毛绒玩具也行吗

患者接受心理咨询后，心情会变得轻松。那是什么样的机制在起作用呢？如果明白了这种机制，想来也会认识到倾听的意义，也可为劳心的同伴提供支持了。

也许对大多数读者来说，心理咨询什么的，可能有所了解也可能不了解，认为或许有效果或许没有，但具体是怎么回事呢，大多不甚了了。也许觉得去咨询一下总比不去好，就是这么回事。

如果各位来到我的门诊室，看我是怎么做心理咨询的，应该会吃惊吧。为什么呢？因为我几乎没怎么开口。

我会点头附和，有时插进点感想、提问什么

的，总体来说，就是一位听者。没有中肯的评价、启发，也几乎不对患者所谈内容进行阐释、批评，也没有鼓励或者说出"天无三日雨""经历过磨难方能见彩虹"之类的民间智慧。

这样平淡无奇的应对也管用吗？也许有人会说，即便不是精神科医生、心理咨询师，就是对着个玩偶、毛绒玩具倾诉，效果不也一样吗？

这样的咨询还真管用。为什么呢？

❖ 特定场景让人做好心理准备

首先是在门诊室里的谈话会被保密，因为精神科医生、心理咨询师负有保守秘密的义务，这种特定场景也就具有特殊的意义。

可能难免有形式主义之嫌。要在门诊室里，与身着白大褂的精神科医生或是心理咨询师两相"对峙"，就必须做好"掏心掏肺"的心理准备。如果说一半藏一半，心理咨询的效果肯定会打折扣。要去咨询，就必须下定决心，以积极的态度面对医生或咨询师。显然，不可能在茶餐厅的某个角落里，一边悠闲地啜饮卡布奇诺，一边进行心理咨询。如果双方想更熟稔又另当别论。

要面对特定的形式或场景（地点、时间、收费表），患者就需要做好审视自己内心的心理准备。

❖ 不是缓解压力或治疗

心理咨询的本质在于言语化。比如在工作中同事有口无心的一句话让患者受到伤害。一般情况下，当时虽然伤心，第二天一定会过去，可不知那次是怎么回事，悲伤一直持续。随着时间的流逝，心情也愈加低落、烦躁，情绪变得不稳，觉也睡不好，似乎心里有什么东西堵着。

为什么会这样呢？实际上是患者"自己专业基础没打牢，在工作中只是见样学样，好歹混到今天。对工作技能缺乏信心，内心里总害怕哪一天捅了大娄子"，在这样的不安、恐惧中，那天同事的话可谓一语中的。"如果他再严厉一点、再深入一点，自己的不学无术不就暴露无遗了吗"，内心里是这样的恐惧吧。

这与一时的不快、悲伤有着本质的不同，不是可以轻而易举地放下的事。它关乎患者的工作态度、人生观等根本性的东西，所以精神症状才长期持续。

这样的问题不是缓解压力、治疗所能解决得了的，患者也多少有所意识。这需要他充分认识到"自己专业知识、技能不足，总是为之自卑"，并从此洗心革面，学得一技之长，重获信心。如果照此行事，相信他今后的人生一定会有所改观，甚至大放光彩。

❖ 言语是直面自己内心的道具

人总是天性趋于怠惰，得过且过更是本能，都极力回避本质的、核心的问题。

患者更容易关注表面症状，为之所左右，其实内心里也知道是在自欺欺人，现在的症状与核心问题相关。正是出于这样的意识，他才迈出心理咨询这一步。

患者一定知道"自己专业知识、技能不足，总是为之自卑"，并由此感到难受、心里发慌，而且这样的日子不是一日两日。这样的心情一定想"藏之深山"或纯粹遗忘吧。

为什么同事有口无心的话会让患者陷入深渊，为什么患者会一直心慌慌，这些都需要诉诸言语，有条理地表达出来，也即正视自己的心路历程。

诉诸言语后，事情的轮廓、意义变得明朗，也成为审视自己的良机。言语化是进入自己内心的道具，也是程序。

对什么事生气时，一定会有各种各样的原因或自我在里面，比如"违背道德；也太不要脸了；实际上是恼羞成怒；仿佛小时候看到父母'丑陋'的一面复苏，所以逆反；其实是羡慕、嫉妒、恨；是陷入自我厌恶了"，等等，不一而足。

如果对这些细微差异略而不究，只以一句"我生气了"对之，就可能终其一生都得不到成长，仍然是未成熟人格。所以一定要将生气的原因、状况，内心的波动，仔仔细细地用言语表述出来。否则在这个世上，就只能走到哪儿都生气、无休止地生气。

❖ 面对他人需要言语化

精神科医生、心理咨询师是他人，这一点非常重要。面对他人，说话藏头去尾、吞吞吐吐肯定无法交流。必须将状况、背景解释清楚，甚至内心的波动也必须诉诸言语。

我在咨询的时候貌似心不在焉，实则不时插入一两句，比如感觉"唔，关键点不能一晃而过呀；思维有点跳跃啊"时，就会提醒患者。如果患者想含糊而过，我就会鼓励他讲得具体些。

顺便说一下，人是没法给自己做咨询的。毕竟人都喜欢当鸵鸟，对自己的痛处、难处是能躲就躲，宁愿自我哀怜。

鼓起勇气，审视自己的内心，然后将其言语化，后面该怎么做自然水落石出。比如痛感"自己专业知识、技能不足，总是为之自卑"，就可以静下心来，从头打牢基础。

从整个过程来看，也许有人会说："这么简单的事，为什么还一定要经过心理咨询这道程序呢，太麻烦了吧？"这不乏道理，但人呐，就是不经过磨难，不会学会直面自己的。所以上天才备有九九八十一难等人去走，对吧？

人生的至味，也许就在这九九八十一难里面。

他人是一面镜子

❖ 与他人面对面交谈

心理咨询的本质在言语化里，同时其他因素也在起作用。

心理咨询需要与他人面对面，就得从自己的世界里走出来，开始理性、客观地思考。自己一个人想破头，多半也难以得出客观的答案。

咨询需要将内心言语化后，再用声音向精神科医生表达出来（或者发泄）。经过这个过程，人的内心会变得格外轻松。将内心里积聚的东西吐出来，会让人有某种成就感或者情感因宣泄而得到净化。对所表达的内容，不论医生如何评论，都没有关系，关键是将内心吐露出来，丢掉包袱，变得一身轻。

假设就职单位里有一位特惹人厌的上司。下班后大家聚到酒吧里，一边喝着日本烧酒加苏打水，一边说他的坏话，肯定会抱怨，有时甚至学他的口头禅，以博大家一笑。

这样以他人的不足、笑话为谈资很下酒、解忧吧。为什么呢？首先是心里的块垒得以浇洒，会产生快感；其次是同伴"对、对"的附和让人感到安心，以为自己的不满绝对不是想多了或错觉。这就是吐槽解忧的作用机制。

吐槽的言语化是在无意识中完成的。不得不说酒吧里的吐槽解忧与心理咨询的作用机制何其相似。

酒吧里的"众口悠悠"也不会得出什么结论或发表什么声明，不过是大家说一通坏话，抱怨一下下罢了。同样，心理咨询的倾听，也不需要做总结或是提出鼓励、支持的话语（建议、提案、格言警句之类）。医生如果觉得不说什么实在过意不去，就说"你讲得很好，相信你讲出来的勇气会帮助你从现状中脱身的"。

❖ 倾听自己的声音

倾诉既是用言语向对方表达，也是患者倾听自己言语的过程。

有的作家写好稿子后会自己出声读，据说浅田次郎（1951—　）就是其一。为什么不是默读而是出声读呢？是不光"目治"，还"耳治"，使用不同的神经通路来审视稿子。利用不同的感觉审视稿子，可以发现文章是否有凝滞不畅的地方。

同样，在心理咨询中，患者（向精神科医生或心理咨询师）的倾诉其耳朵也听得到，从而可客观、理性地审视自己的话语。萦绕心头的话语，一旦说出来，感觉会大不一样。

支持者之间的互助，也许可以在类似酒吧那样的环境进行。正式的心理咨询需要相应的训练，而言语化、吐槽的功效也不可小觑，不妨尝试一下。

❖ 我的占卜体验

谈到这里，再来一点花絮。有一段时间，我心里烦得要命，就将工作全部辞了，整天一个人关在家里。说来那是十多年前的事了。

妻子是护士，每天都得去上班，我们也没有孩子。我每天待在家里，上午就看恐怖电影、小说，还是觉得没劲。家里有猫，稍微是安慰，可猫也解救不了我的人生啊。

向同行的精神科医生咨询？怎么可能！我可不想将心里的秘密向他们倾诉，想来他们对我也是一样的。于是我想到了占卜师。

占卜师的收费与心理咨询师差不多。向占卜师咨询的，多是恋爱、婚姻之类的问题，可我这个大老爷们儿，却来求解"付出了却没有相应的回报，这样的人生受不了，我就这样虚度一生吗？我每天就在不安、自我厌恶中沉沦，请教我脱身的办法"。

想来占卜师也颇多困惑，哀叹这真是一个不好对付的顾客。

我不会期待占卜师给我的建议会有奇效，我只是一个人说一通，将不满发泄一通，然后回家。

也有的占卜师有"奇招"。有一位占卜师说我干支中缺寅，所以难以成功。在家里放置与虎相关的东西，命运就会好转。

老虎啊，可虎皮地毯与家里的装修风格完全不合，再说我也不是阪神老虎棒球队的球迷。"家里的猫倒是橘猫，也行吗？"占卜师回答："绝对有效！"够聪明的吧？

最终我花了1200日元在网上买了虎眼石的勾玉，现在就放在我的电脑桌上，正对着我呢。占卜师那样的话我也未必当真。倒是各处寻访占卜师，向他们倾诉我的不满还是对的。现在我将那段往事写下来，打算以本书的版税来抵当年支付的占卜费用呢。

不到三个月，我的拒绝出门状态结束，重新回到工作岗位直至今天。

小事一桩慰我心

做支持这项工作，如果从精神负担来看，明显是收不抵支，身心都被拖得疲惫不堪。或许大多数人都是不小心入行，等回味过来已是既成事实。具体来说，是什么支撑我们履行职责、度过如此艰难的每一天的呢？

❖ 一家三口

以前曾家访过一户人家，房子是独门独户，但整体显得破旧、阴暗。父母、女儿（30 多岁）一家三口住在一起。女儿已经拒绝出门七八年了，母亲说是抑郁症迁延不愈，让我们去家访、诊察。父亲脑梗后无法说话，长期坐轮椅，精神似乎也出了问题。一家三口靠母亲打临时工维持生计。

母亲年近 60，一副身心疲惫的样子。头发蓬乱、衣衫不整、稍显矮胖的体形，圆脸上表情僵硬。笑容想是已从脸上绝迹多年，整个人显得冷漠。

女儿住在二楼的一个房间里。保健师已经家访过一次，这次与我同行。进屋后我们立即上到二楼。

女儿在房间里。室内满是灰尘，空气污浊，有一个小小的电暖器开着取暖。女儿体形与母亲一样，也显得矮胖，正双手抱膝坐在屋角里。

也许是没有开灯的缘故，房间里显得昏暗，只有电暖器醒目地散发出橘红色的光芒。窗边垂着带穗子的窗帘，但窗玻璃上都贴着黑纸（后来得知，是因为女儿老感觉有人从窗外向室内窥视）。

房间里没有电视、收音机、电脑，也没有智能手机，墙上也没有张贴任何绘画作品、海报什么的。房间里也没有日历、闹钟、毛绒玩具、存钱罐、相框或其他任何装饰品，显得空空荡荡。倒是有一个书桌，上面摆放着日语词典、成语谚语词典。能在这样的房间里一待就是几年，绝非常人所及。

❖ 病名告知与父母的反应

看见室内的样子，再看一眼女儿的表情，我立刻明白，这是精神分裂症。无论问什么，她都几乎不开口，只低垂着头。最后好歹搞清楚了她似乎一直有幻听。

桌子上有几本相当有年月的笔记本，打开一看，上面潦草地写着妄想的内容。为了不刺激她，以免其后陷入混乱，我得出临时诊断后就草草退出，下到一楼。

母亲在一楼的开放式厨房的餐桌前坐着，显得全身僵硬、紧张。父亲身着睡衣坐在轮椅上，正懒洋洋地看电视上的综艺节目。对女儿今后的人生，甚至决定命运的时刻，父亲仿佛漠不关心，与母亲的紧张形成鲜明对比。

我们来时被告知房子玄关处堆满了父亲的康复器械，没法开门，所以是从厨房的后门进入的。从后门进入就是开放式厨房，显然平时父母多在此逗留。

我和保健师并排坐在餐桌旁，与母亲正面相对。我告诉母亲，女儿多半是精神分裂症，应尽快治疗。然后介绍了一下什么是精神分裂症，保健师也补充说明了相关的支持制度和可利用的社会资源。最后我告诉她："我回去就给开就诊介绍信，会寄送给你。请问还有什么需要问的吗？"母亲只是低声回答："没有，谢谢！"

母亲的样子让我们不忍直视，而父亲背对着我们，依然在看综艺节目。

我想母亲也许早就意识到女儿可能是精神分裂症，所以我告知病名时，母亲并不显得吃惊，脸上反而浮现出"虽然早有预料，可还是不想听到这样的结果"的一副不快表情。我尽量以平淡的语气说明，有时还故意显得友好，可母亲几乎不出声，表情越来越阴沉。

❖ 小碎步跑到我身后

事情办完后我们准备离开。保健师先在门口穿上鞋出去，给我腾出空间。我进门时解开了鞋带，就弯腰在门口系鞋带。

我们起身告别时，母亲只是稍微点头示意，仍然一个人呆坐桌旁。一般来说都会起身送客出门的吧，想来母亲还没从震惊中回过味来。

对母亲来说，我或许与瘟神相差无几，怕什么偏来告知什么。待冷静下来，她应该认识到我是来帮助他们的，但现在我却是确确实实将他们推入绝望的深渊。

我在穿鞋时，母亲仍然呆坐桌旁，似乎在强压怒气，整个人显得紧张、僵硬。父亲仍然在看电视，尽管画面已换成广告。从父母两人表现的巨大差异，再想到楼上的女儿，我心里像被什么堵住了似的。

正弯腰系鞋带呢，母亲突然站起来，然后小碎步向我背后冲来。

一瞬间，我几乎僵住。我的这个姿势，是最容易被攻击的，几乎毫无防备的余地。别是母亲迁怒于人，对我做出什么过激行为！

可她却来到我身旁蹲下，口里用沙哑的嗓音说着"对不起，你的右肩沾了灰尘"，一边用手仔细地由上到下轻抚我身着外套的右肩、上臂处，或者说是反复轻叩，然后她告知"这样就好了"。我在几分慌乱、狼狈中道了谢，离开她家。

❖ 小小动作的意义

归途中细细品味，那位母亲内心的波动不言自明。从作为医生的我处得知最坏的结果，她的绝望不难想象，还有各种难以言说的心情，也会愤怒吧，想到一家人的未来，更会心如铅坠，也不免迁怒于人，将愤怒的矛头对准我，尽管内心里知道这样做毫无意义，只是牵连无辜。

当我在门口系鞋带时，她一定盼望我这个"瘟神"赶快离开，同时也知道只有接受、正视现实，才能往前走。怨人怨己都没有任何好处。

于是，她意识到，要迈出第一步，就得与我所代表的现实和解。和解的仪式就是说"对不起，你的右肩沾了灰尘"，加上拂拭这个动作，尽管显得突兀、笨拙。

且不论我的右肩是否真正沾有灰尘，"这样就好了"一定是她向自己说的。

在全家这样重要的转折点，她内心的波动，或者隐秘的心思，就寄托在拂去我右肩的尘埃上了。就是这样一个小小的动作。我的感受是，"人在心潮起伏时，是可能这样行动的啊"，同时也不乏悲悯、赞赏。

时至今日还写下当时的场景，是因为我真的难以忘怀那个小小的动作。不知道为什么难以忘怀，但可以肯定的是绝不是成功的经验之谈。

不时遭遇这样的情景，要弄清其意义未必容易，但内心却会受到震撼。想来这正是支撑我们支持者度过日常的强大力量。

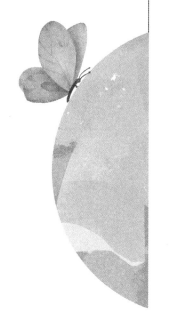

支持的问答篇

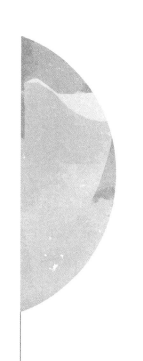

魔法的语言

问题 1：面对患者时，有魔法的语言可以使介入变得容易一点吗？

是啊，要是有这样的语言，心里肯定会轻松不少。我没有魔法的语言，倒是不时使用"好用的语言"，就是委婉地评价患者"这不像平时的你啊"。

比如患者使用暴力或是出言詈骂，即便有生气的理由，也多少意识到"反应有点过度，又把自己弄尴尬了"，却不肯认错、服输。

这时如果对他说："这不像平时的你啊，究竟是怎么回事呢？"绝对没有否定他的意思，只是表明可能发生了什么，让他表现失常。在肯定他平时表现的同时，也给了台阶下，还显示出愿意倾听的姿态。

有时患者可能反问："好，你说吧，我平时是什么样的，怎样才是平时的我？"支持者就可指出、表扬他的长处，也委婉地指出他的不足。面对客观的评价，患者的情绪就可能缓和下来，双方还有可能从此开始形成信赖关系。

面对自伤的人又该怎么做呢？首先可以询问他："疼吗，包扎了吗？"发出关心、在乎他的信息。然后再语重心长地劝诫："虽然遭遇困难，伤心、难过，但伤害自己，与平时的你不相符啊。"

在自伤的瞬间，患者多半处于疑似解离状态，"不像平时的你"真可谓名副其实。他们的自我多不稳定，容易陷入混乱，对"像平时的你、不像平时的你"这样的评价也可能表现敏感、愤慨："别随便给人贴标签！"

但"不像平时的你"这句话多半还是会进入他们内心的，为以后探讨如何更好地立身处世打下基础。或者以其为切入点，针对这次行为的诱因进行解说，发挥解说者的作用。

"不像平时的你"这句话既给了患者台阶下，也容易为双方营造出亲切的氛围，所以好用。

杀 手 锏

问题 2：有的人可能提出无理要求，还威胁"如果拒绝，我就死给你看"。作为支持者，既希望严格坚持原则，该拒绝就拒绝，又怕真发生什么，就不好收场了。该怎么办呢？

确实有人会将死挂在嘴上，仿佛杀手锏或王牌一般，以此威胁他人。此举够卑劣的了，任谁都忍不住想撇嘴。

真出了什么事，看你怎么收场？患者就是掐住这点死磕。要对抗这点，可顾左右而言他，就不进笼。患者给出的选择是要么答应其无理要求，要么任其去死，那就让这两个选项都不成立（厚颜一点）。

"你的要求与你要自杀这件事风马牛不相及呀，我实在理解不了。没法满足你的要求，咱们还可以想想是否有次佳对策，我也愿意尽力帮助你。突然说自杀的话，是什么意思呢，这也超出我们的职责范围呀。"

云淡风轻地表达自己的意思，坚决不入患者的圈套。

这样谈下去，永远是各说各的，最终患者会撂下"没法跟你谈"，怒而归去，或者慌慌张张地挂了电话，让事情告一段落。反正已经告诉患者可以一起考虑次佳对策了，余下的就听天由命吧。

气势汹汹型

问题 3：气势汹汹型真的让人头疼，好像近来其气势更是越来越旺。可以讲一讲气势汹汹型的最新动向吗？

感觉有发育障碍的气势汹汹型在增多，是单纯的发育障碍，还是并发边缘型人格障碍，实在难以区分。如果是发育障碍，多半可以从平常的表现看出端倪。气势汹汹型实在是令人难以招架的对手啊。

其应对可如前文所述，采取双管齐下的办法，即设定框架，事先明确能做到的、不能做到的，同时应对其被抛弃的不安。

是多管闲事吗

问题 4：支持与多管闲事怎么区分？自己现在做的，纯属多管闲事吗？有时不免心生恍惚。

见识过各种各样的支持者，其中确实不乏内心疑惑是在提供支持呢还是在多管闲事。这样的人多半是好人。

在我看来，支持具有形诸文字的方法论，还借助其他案例的评价、检讨结果，有明确的预期、展望，比如"这项支持会产生什么样的影响，带来什么样的结果"。

也即支持具有客观的视角、对结果的预测，而且强调责任。有时即便患者拒绝的事（至少在那个时刻），支持者也不得不做，而多管闲事则多半出于善心、一时的冲动，甚至可能是一厢情愿，两者的区别在此。

只要不是仅凭主观，而是具有一定的方法论，并不时进行评价、反省，相信你的工作就不是多管闲事。

多话的父母

问题 5：与患者及其父母进行咨询时，问患者问题，父母却可能从旁代答，或者父母一直出言否定患者，让患者愈加退缩、不安。想制止父母，又怕惹其不高兴，甚至故意刁难，真不知道该怎么办才好。

这是过度干涉的父母，对吧？父母越使劲，越容易陷入过度干涉。这样的父母也容易过度自信、自我肯定，就更难打交道了。

如果觉得不是个事，还是把患者与父母分开，分别倾听吧。作为父母，肯定有什么需要一吐为快的，那就侧耳倾听。对患者，可以稍微抱怨一下，"有这样的父母很辛苦啊"，趁机与患者"结盟"。最后再与父母、患者一起咨询。

"你们各自的心情，我都有所了解了，双方出现误会、误解很正常，我希望能够协助你们沟通。"需要有这样的结语。如果省掉，有人就可能觉得意犹未尽，心怀不满。

这样的亲子互动，双方多抱有"谁也不听我的"的不满，就先消解这个吧，然后再倾听各自的心声。

不 开 腔

问题 6：咨询时有的患者就是不开腔，我不得不一个人从头说到尾。该怎么办呢？

"不开腔"，总是让人有点难以把握。具体是什么情形呢？

不开腔，是话少，偶尔也回答一两句，还是自始至终保持沉默，什么都不说呢？这需要弄明白。

如果是保持沉默，即处于缄默状态，多半是疾病的表现。在精神科急救门诊，缄默的人多为精神分裂症。

为什么不说话呢？或许是有幻听，被命令"不准开腔"，这样的案例不少。患者多半会鬼鬼祟祟地左看右看，一副不安的样子。如果低声问他："是有声音禁止你说话吗？"或者写在纸上递过去，患者则可能放心地点头作答。这样的话，就该尽快就医，甚至住院了。

还有的可能是孤独症谱系障碍（ASD），不知道该怎么回答而保持沉默，或者身心状况不佳而没有力气回答。人格障碍的人如果因为什么事正在生气，则可能顽固地保持沉默。这些都可以从表情、态度上看出来，也说明要形成信赖关系还需假以时日。

如果是话少的人，则可能是因为紧张而难以开口；也有的人是妄想占据了脑袋，没有多余的心力来应答；又或者是对咨询本身心怀抗拒，所以不开口；更多的人可能是因为紧张、不安而难以开口；如果长期拒绝出门，声带可能衰退，嗓音沙哑，说话困难。

如果怎么都希望患者开口，可以尝试前面介绍的小濑古伸幸的方法，以问话引出患者肯定的答复。患者多说几个"是"或"对"，说顺了，就可能说下去了。实在不行，让患者点头颔首也行，这也是交流、互动的第一步。

控 制 欲

问题7：有的家人希望主导护理，按自己的方法进行，但其方法可能并不恰当，会带来不良后果。他们完全不听专业支持者的意见，一心想掌控一切，总是给人添乱，让人烦不胜烦。该怎么办呢（一声长叹）？

控制欲强的家人，也容易转化为气势汹汹型，更让支持者心生畏惧。他们确实会妨碍护理，且没有妨碍的意识。

他们多半心存自责感、内疚感，怀疑自己的护理可能未到位、是不是出错了、是否会被他人指责等。为了消除这些负面情绪，重获心安，他们会坚持以自己的方法为主进行护理。其实无论怎么做，他们都不会心安，毕竟是心病，根源在于性格的扭曲。

即便支持者主导的护理进展顺利，效果明显，家人的自责感也不会减轻，他们还是会不断挑毛病的。

至少在开始的时候，可以按家人的要求进行护理，当然不可能成功。然后可以表面上尊重家人的主导权、方法，暗地里进行调整，也即让家人居功，支持者干实事。虽然干得憋气，也比与家人正面冲突强。家人的自责感、内疚感减轻后，就不会再过度干涉了。

如果"阳奉阴违"不管用，说句不负责任的话，那也只能怨患者的命不好了。只能那么想。支持者并没有消除不幸的能力，真是爱莫能助啊。

这时可召开案例分析会，请参考前文相关内容。

相互依赖

问题 8：有一对母子，母亲 80 多岁，儿子 50 多岁，父亲已病亡，也无其他可依赖的亲戚。母亲因身体疾病需要护理（不是痴呆综合征），儿子是

精神分裂症，精神功能严重衰退（言行幼稚，与
50 多岁的年纪大不相符）。

儿子拒绝出门，因从小对母亲含恨，对母亲也
不好。母亲受苦于儿子，觉得是罪有应得，只有忍
受的份儿。母子间相互怨恨，却谁也离不开谁，处
于相互依赖状态，家中的空气也因此变得令人窒息。

作为护理协调员，我希望让母子双方分开，却
难以如愿。每次家访，都被家里那种过分压抑、沉
重的空气压得喘不过气来。"这样行吗？"我忍不住
在心里呻吟。请问我该怎么办？

像这样令人窒息的人家，我也不想踏足。我也
曾负责过类似的案例。在那户人家里，猛然看见客
厅里的电子钟与我家的一模一样，我像被电击了一
般，整个人无法动弹。时至今日，彼时彼景仍然历
历在目。

要切断相互依赖，就必须应对当事双方各自的
期待、坚持，帮助消除其无助感、自责感。这绝非
易事。有时我会忍不住想，还不如让相互依赖继续
拖下去呢。想来当事双方在无意识之中也是这么想
的，所以家里的空气变得日益压抑、沉重。就是让

他们在空间上分开也会被拒，更别说让其保持精神上的距离了。

在相互依赖的心理机制中，让支持者（他人）感到困惑、烦恼，也算是当事双方对世人报了"一箭之仇"，毕竟他们对这个世上活得比他们幸福、自由的人是心怀嫉恨的。

即支持者也作为一颗棋子被卷入其相互依赖中了。支持者要意识到这点，以超然的态度与之互动。如果实在难以招架，还是那句老话，召开案例分析会，群言群策，然后重新出发。

依恋障碍

问题9：近来大家都在谈论依恋障碍，似乎让人活得格外艰难。可否讲一讲？

如果孩子从小未能与养育者充分交流、亲近（比如被忽视），长大后就容易拙于人际互动，活得格外艰难，这就是依恋障碍（也即反应性依恋障碍）。天下没有完美的父母，但父母可以随时关注孩子、爱孩子，让孩子滋生无条件的信赖感，变得心胸开阔，从而免于被不安、猜疑、自我厌恶所困，在人生旅途上跌跌撞撞。

依恋障碍与边缘型人格障碍（BPD）的成因几乎相同，尽管研究者声称两者存在细微差异，但在支持现场，两者却表现相差无几，其理解、应对大致可参照 BPD。

案例分析会

问题 10：我知道召开案例分析会很重要，请问具体该怎么做呢？

在网络上以"日本护理协会""案例分析会"两个关键词搜索，可发现有关"评估信息收集的方法"的文章或有关"案例分析会演示"的视频，可以利用这些资料。

评估信息收集中有家系图的项目，一定要学会。在案例分析会上，有了家系图，才能更好地说明当事各方之间的关系，他人也才好理解。

笑　颜

问题 11：在支持者中，不乏这样一句台词，"我们追求的目标，就是看到患者的笑颜"。这很有说服力，可世上没有那么单纯的事，我有点不敢苟同。我是不是太别扭了，您作为医生是怎么看的呢？

笑颜、皆大欢喜什么的，不是浅薄的连续剧吗？忍不住想怼上一嘴。我赞成你的意见。但以笑颜为目标，也是为了通俗易懂吧。

我追求的终极目标是患者露出苦笑。不是笑颜，是苦笑。

苦笑有妥协、放弃的意味，其前提是具有广阔的整体视野，知道控制自己的要求、主张，不让场面失控。

苦笑需要均衡感觉，具备肯定的心态、自制力、协调心和心理的从容，可看出状况中滑稽、幽默的成分。一个人能苦笑，大概就可灵活地持身行世了。即便出现争执，无论谁胜谁负，结局都是在苦笑中相互妥协，一起扶携前行，这就是大人的做法（孩子没有苦笑一说，是因为还不会）。

不论心理的疾病能否治愈，先以苦笑为目标进行支持吧。这是我的祈愿。

后　记

　　有一位老妇每月来一次门诊。她当初深受焦虑、失眠之苦，现已大大缓解了。

　　她做了白内障手术。当初决定做手术时，她非常不安、害怕。我劝慰她："好像其他人做了后都非常满意呢。"

　　手术后来门诊，老妇是面带笑容进入诊室的。

　　"白内障手术怎么样啊?"

　　"手术很成功，眼睛仿佛一下子变好了。"

　　"变好了，是什么感觉?"

　　"什么都变得鲜明、清晰。对，就像在夏威夷一样。"

　　是啊，眼睛看得清楚后，事物的色彩变得鲜明，轮廓变得清晰，平日司空见惯的风景也变得像色彩靓丽、阳光明媚的夏威夷一样。她的心情我理解，尽管无论是她还是我都没去过夏威夷。像在夏威夷一样什么都看得清清楚楚，这样的说法很有表现力、很贴切。

当"夏威夷"一词脱口而出时，老妇的人生观、价值观仿佛也呼之欲出，我似乎接触到老妇的内心和真实的她。我希望读完本书的读者诸君，内心的世界也变得如夏威夷般靓丽、明媚。

本书自初版以来一直得到医学书院护理出版部白石正明先生的支持，我也因此才安心执笔。另外，本书的引用文献多明记于书中，只有《台词：禀性难移》中的逸闻依据杂志《SPA！》2016 年 2 月 23 日刊行的《文坛浪子的世相杂谈：这也没关系》（坪内佑三对话福田和也）改写。

春日武彦
2020 年 2 月